“十四五”河南省重点出版物出版规划项目

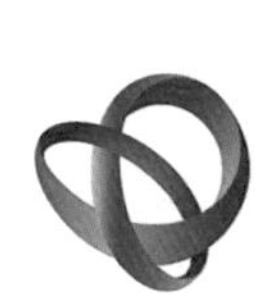

河南省科学技术协会科普出版资助·科普中原书系

人体与健康保卫战

总主编 章静波 钱晓菁

人类繁衍生息的奥秘——生殖

钱晓菁 陈咏梅 仇文颖 著

郑州大学出版社

大象出版社

图书在版编目(CIP)数据

人类繁衍生息的奥秘：生殖／钱晓菁，陈咏梅，仇文颖著. —郑州：郑州大学出版社：大象出版社，2022.8
（人体与健康保卫战／章静波，钱晓菁总主编）
ISBN 978-7-5645-8709-3

Ⅰ. ①人… Ⅱ. ①钱… ②陈… ③仇… Ⅲ. ①人类－生殖医学－青少年读物
Ⅳ. ①R339.2-49

中国版本图书馆CIP数据核字(2022)第084211号

人类繁衍生息的奥秘——生殖
RENLEI FANYAN SHENGXI DE AOMI——SHENGZHI

策划编辑	李海涛　杨秦予	封面设计	苏永生
责任编辑	常　田　李　萌	版式设计	王莉娟
责任校对	张　楠	责任监制	凌　青　李瑞卿

出版发行	郑州大学出版社　大象出版社	地　　址	郑州市大学路40号(450052)
出 版 人	孙保营	网　　址	http://www.zzup.cn
经　　销	全国新华书店	发行电话	0371-66966070
印　　刷	河南文华印务有限公司		
开　　本	787 mm×1 092 mm　1／16		
印　　张	10.5	字　　数	163千字
版　　次	2022年8月第1版	印　　次	2022年8月第1次印刷

书　　号	ISBN 978-7-5645-8709-3	定　　价	63.00元

本书如有印装质量问题，请与本社联系调换。

主编简介

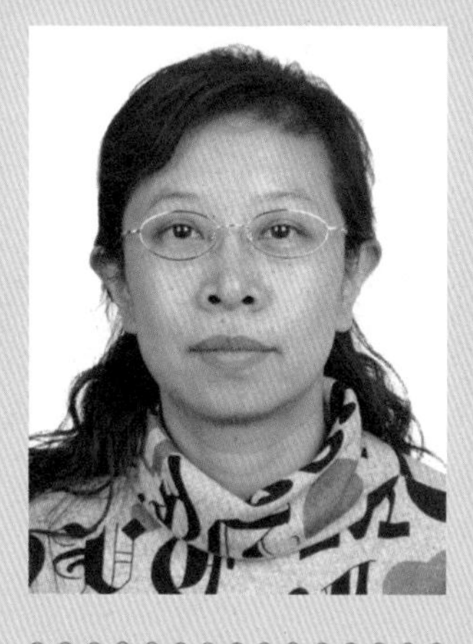

钱晓菁

钱晓菁，中国医学科学院基础医学研究所、北京协和医学院基础学院人体解剖与组织胚胎学系教授，主要研究方向是组织胚胎学和生殖生物学，参与多个国家自然科学基金项目的研究工作。2012 年，作为访问学者在美国洛克菲勒大学工作一年，从事精子发生相关机制的研究。近年来，工作重点主要为衰老与神经退行性疾病的相关研究，参与国家发育和功能人脑组织资源库的建设工作。已发表教学论文和科研论文数十篇，参与多本科普书和专业书的编写或翻译工作。

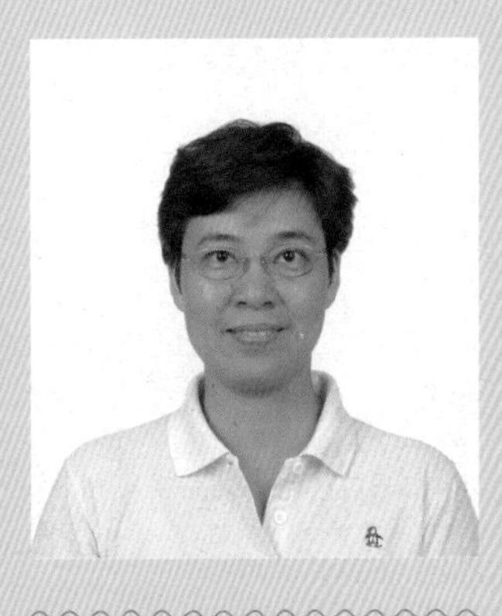

陈咏梅

陈咏梅，博士，教授，学系副主任。1993 年毕业于上海医科大学临床医学系，同年至北京协和医学院基础学院人体解剖与组胚学系工作至今，曾到美国洛克菲勒大学进修一年，是《组织胚胎学》和《组织化学》课程负责人及主讲教师，授课颇得学生好评，多次获得各种教学奖励。研究方向为生殖生物学，承担国家自然科学基金面上项目 1 项，发表多篇研究论文。2008 年 10 月起先后兼职北京协和医学院基础学院教育处副处长、处长，兼职教学管理工作。2017 年起担任学系副主任。

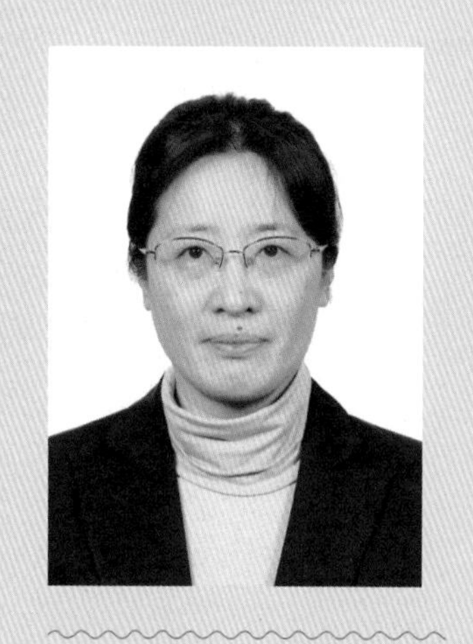

仇文颖

仇文颖，博士，副教授。1997年毕业于首都医科大学，获临床医学学士学位；2000年毕业于首都医科大学人体解剖与组织胚胎学系，获硕士学位；2003年毕业于北京协和医学院，获博士学位。毕业后在北京协和医学院人体解剖与组织胚胎学系任教至今，主要从事临床医学专业和护理学专业本科生及研究生《组织胚胎学》《组织化学》教学工作。科研工作早期集中在皮肤毛囊发育及干细胞研究，近年集中于协和人脑组织库建设和相关科研，发表相关论文数篇。

内容提要

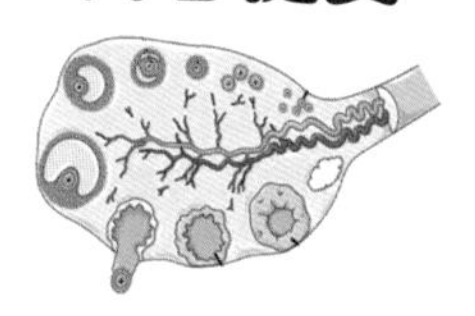

该书为“人体与健康保卫战”丛书中的一个分册，全书共10章，主要介绍了人类生殖的科普知识，重点讲述了男女性别的差异、男生和女生的小秘密、受精与胚胎发育、器官和系统的发育过程、胎盘和胎膜、致畸因子、出生缺陷、双胞胎及试管婴儿等知识，从青少年备感困惑的问题入手，揭示人类生殖奥秘之冰山一角。

该书图文并茂，生动活泼，能够把复杂的知识简单化，把抽象的问题形象化，把深奥的内容浅显化，具有原创性、知识性、可读性。该书以青少年为读者对象，为他们普及科学知识，弘扬科学精神，传播科学思想，培养他们讲科学、爱科学、学科学、用科学的良好习惯，让他们尽早接触生命科学和医学的知识和内涵，激发他们对生命科学和医学的兴趣，为实现中华民族伟大复兴的中国梦加油助力。

前言

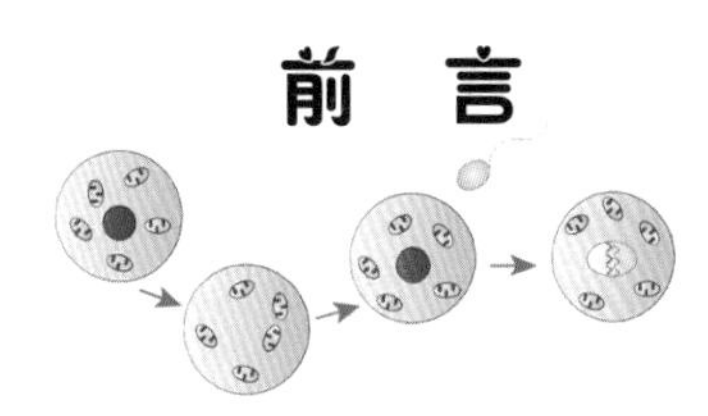

“我是从哪儿来的？”经常有小朋友好奇地追问。不只小朋友会问这个问题，早在两千多年前，古希腊哲学家柏拉图（Platon，前 427—前 347）也问过相似的问题。那么答案是什么呢？柏拉图的学生亚里士多德（Aristotle，前 384—前 322）的答案是：生命是由男子的精液与女子的月经在子宫内混合后孕育形成的。英国生理学家威廉·哈维（William Harvey，1578—1657）的答案是：生命来自于卵。爷爷、奶奶的答案也许是：你是天赐的礼物。爸爸、妈妈的答案可能是：你是爸爸在妈妈肚子里种下的一颗小种子发芽长大的。哥哥、姐姐的答案没准是：你是爸妈买东西的时候送的……那么在这些五花八门、千奇百怪的答案中哪一个是正确的呢？

作为现代人，其实我们都知道，生命是男性的精子与女性的卵子结合后，在形成的受精卵的基础上发育而来的。那么问题又来了，男性的精子是怎么产生的？女性的卵子又是从哪里来的？精子和卵子是在哪儿结合的？受精卵又是怎么变成新生命的？受精卵是怎么住进妈妈子宫里的？在子宫里小宝宝要自己呼吸吗？小宝宝要在妈妈的肚子里住多久？出生的时候为什么每个宝宝都会哇哇大哭？为什么有的小宝宝出生的时候上嘴唇是裂开的？双胞胎是怎么来的？试管婴儿又是怎么回事？这一个又一个的疑问，你知道它们的答案吗？

生命的孕育是如此神秘，充满了无数的未知。下面我们就一起出发，去探寻生殖的奥秘吧！

该书出版得到了大象出版社和郑州大学出版社编辑、美编、照排同志们的大力支持，特别是大象出版社总编辑杨秦予同志，从选题策划到编辑出版全流程付出了辛勤的劳动，在此表示衷心的感谢！

作者

2021 年 5 月

目录

第一章　男女有别——性别的差异 …… 1

一、男性和女性到底有什么区别 …… 2
二、性别是靠什么决定的 …… 6
三、激素在性别差异上起什么作用 …… 9

第二章　男生的小秘密——男性青春期 …… 11

一、内裤上的可疑液体是什么 …… 12
二、精液中能游动的“微生物”是什么 …… 13
三、“小蝌蚪”是从哪儿来的 …… 15
四、“蛋蛋”为什么挂在体外 …… 18
五、精液里会混有尿液吗 …… 20
六、你知道雄激素有什么作用吗 …… 21
七、阴茎为什么会变硬 …… 23

第三章　女生的小秘密——女性生殖系统 …… 27

一、女孩儿身体里的“秘密花园” …… 28

二、女孩儿身体里的“宫殿” …… 31
三、子宫为什么会“哭泣” …… 33
四、为什么“女大十八变” …… 37
五、乳房是怎样变大的 …… 39

第四章　新生命的诞生——受精与胚胎发育 …… 41

一、受精之旅会遇到什么艰难险阻 …… 42
二、卵子为什么被称为“睡美人” …… 45
三、“王子”是怎么唤醒“睡美人”的 …… 47
四、受精卵是怎么长大的 …… 48
五、你知道人类对受精卵的认识过程吗” …… 51

第五章　后勤保障部队——胎盘和胎膜 …… 55

一、人的受精卵里有卵黄吗 …… 56
二、关于羊水你知道多少 …… 58
三、脐带为什么被称作“生命线” …… 60
四、胎盘为什么被称作“中转站” …… 62

第六章　看我七十二变——器官、系统的发育过程 …… 67

一、心脏的两房两室是怎么发育来的 …… 68
二、消化系统是怎么形成的 …… 71
三、呼吸系统是怎么形成的 …… 74
四、肾脏是怎么形成的 …… 76
五、人体的“司令部”是怎么形成的 …… 80
六、心灵之窗是如何开启的 …… 83

七、人胚的外观是怎么形成的 …… 87

第七章　折翼的天使——出生缺陷 …… 91

一、心脏上为什么有个孔 …… 92
二、蹲踞发生的原因是什么 …… 95
三、真有“美人鱼”宝宝吗 …… 98
四、安能辨我是雄雌 …… 100
五、唇裂和腭裂是怎么回事 …… 102
六、补充叶酸有什么用 …… 105
七、为什么叫他们“唐宝宝” …… 108

第八章　伺机作乱的坏分子——致畸因子 …… 113

一、新生儿怎么会得白内障 …… 114
二、孕妇能养猫、养狗吗 …… 117
三、猫咪为什么会跳海自杀 …… 119
四、“海豹胎”是怎么发生的 …… 121
五、巴西为什么会出现小头畸形的婴儿 …… 124

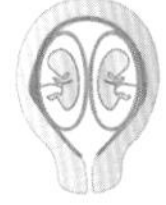

第九章　双倍的惊喜——双胞胎 …… 129

一、双胞胎是怎么来的 …… 130
二、双胎妊娠危险吗 …… 134
三、三头六臂的哪吒有原型吗 …… 136
四、单卵双胎性别会不一样吗 …… 138

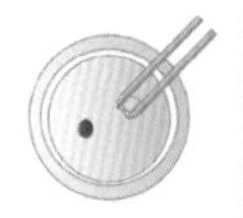

第十章　来之不易的礼物——试管婴儿 …………………… 141

一、试管婴儿是在试管中长大的吗 …………………… 142
二、你知道试管婴儿技术的发展历程吗 …………………… 144
三、谁是“试管婴儿之父” …………………… 147
四、谁是我国大陆第一例试管婴儿的缔造者 …………………… 149
五、卢光琇为什么被称为中国的“试管婴儿之母” …………………… 153

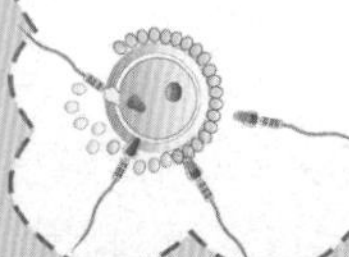

第一章
男女有别——性别的差异

德国油画家丢勒（Albrecht Dürer,1471—1528）1507年创作了一幅油画《亚当与夏娃》，画面上的亚当肌肉健美、宽肩窄臀，夏娃则皮肤白皙、圆润丰满，他们手里正拿着从智慧树上摘下来的禁果。这幅油画取材于《圣经》，传说中上帝在创造了世间万物之后又创造出了人类的祖先——亚当和夏娃。他们偷吃了禁果之后，分辨出了善恶，也发现了男女身体有别。他们被上帝逐出伊甸园，从此开始了人类的繁衍。

虽然这只是西方人类起源的传说，但它确实体现了男女有别。那么男女到底有什么区别呢？这些区别对于人类的繁衍起了什么作用呢？

一、男性和女性到底有什么区别

伴随着响亮的哭声，一个期盼已久的新生命呱呱坠地了。医生会告诉手术室门口守候的家人，你家添了一个小王子或者小公主。那么医生是怎么判断新生儿的性别呢？你肯定会说，这还不简单，看看有没有“小鸡鸡”呀，有“小鸡鸡”的是男孩，没有的是女孩。没错，看外生殖器就能初步判断男女，“小鸡鸡”其实是男性外生殖器的代名词，专业的说法叫作阴囊和阴茎。而女性的外生殖器包括大阴唇、小阴唇、阴阜和阴蒂 4 个部分（图 1–1）。出生时男性和女性外生殖器的区别已经非常明显了。

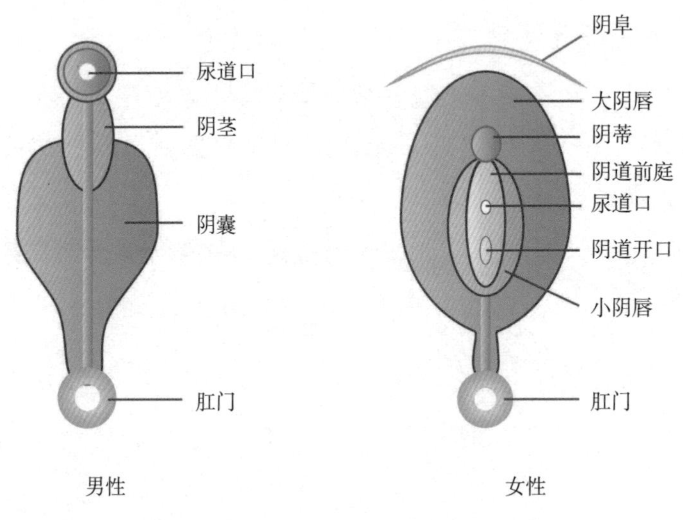

图 1–1　男性和女性外生殖器示意图

其实外生殖器只是男女差异的一小部分，更大的差异是从体表无法一眼看到的内生殖器。内生殖器可以分为性腺、生殖管道和附属腺几个部分。其他系统的器官，比如心、肝、脾、肺、肾等，无论男女它们的名称都是一样的，内生殖器的各个组成器官在男性和女性都有自己独特的名称，男性的性腺叫作睾丸，女性的性腺称为卵巢；男性的生殖管道包括附睾、输精管、射精管和尿道，女性的生殖管道则由输卵管、子宫和阴道组成；男性的附属腺有前列腺、精囊腺和尿道球腺，而女性的附属腺只有前庭大腺一种。接下来我们就来看看男、女性内生殖器各个器官的特征与差异吧。

在内生殖器众多的器官当中，最核心的当然要数性腺，也就是男性的睾丸和女性的卵巢。因为它们肩负着生殖系统最重要的两个使命：一个是产生繁衍生命所必需的单倍体生殖细胞，另一个是分泌维持生殖系统正常运转的性激素。有意思的是，对于男性如此重要的睾丸，并没有像其他脏器那样被安全地保护在由骨骼和肌肉围成的体腔内，而是位于靠近体表，只由皮肤、结缔组织和薄层肌肉构成的阴囊内，这就导致了睾丸受外伤的风险大大增加。相比之下，女性卵巢所在的位置就安全得多了，它们深埋在盆腔当中，周围有坚硬的骨骼和厚厚的肌肉保护，甚至还有其他脏器的遮盖。可以想象如果需要完成卵巢手术的话，其复杂程度肯定要大大超过睾丸手术。

无论保护是否严密，对于睾丸或卵巢来说，能顺利地产生繁衍生命所必需的精子或卵子才是头等大事。精子或卵子的产生需要经过减数分裂过程，就是这个可以简单地描述为 “DNA 复制一次却分裂两次”的过程，男性和女性完成起来却大不相同，从减数分裂开始及结束的时间到有最终产生配子的数量等都相差甚远。男性的精子发生是从进入青春期以后从头开始的，从精原细胞发育到精子大约需要两个月的时间。精子发生一旦开始，就会源源不断地进行下去，持续终生，男性在壮年时每天双侧睾丸产生的精子数量可以多达上亿，而老年人产生精子的数量和质量会明显下降。与男性不同,女性的卵子发生早在自己还是个住在母体子宫内的胎儿的时候就已经开始了。而且，不像精子发生那样一气呵成，卵子发生在开始后没多久，即卵原细胞刚分化出初级卵母细胞的时候就被按下了暂停键。这个出生前就被按下的暂停键要等到女性进入生殖年龄后才有可能被抬起，所以停滞短则十几年，长则四五十年。而更多的暂停键被按下后就再也没有被抬起过，初级卵母细胞就在漫长的等待中退化消失了。而那些幸运地完成了第一次减数分裂形成的次级卵母细胞还会遭遇到第二轮暂停，这次必须要与精子相遇才能重启后续的减数分裂过程，最终形成单倍体的卵子。由于卵子发生要经历两次暂停、重启的过程，时间跨度如此之长、条件如此之苛刻，所以女性一生真正能产生的单倍体卵子的数量屈指可数，与男性每天都产生数以亿计的精子相比简直是天壤之别。

男女的性腺除了配子产生的差异之外，在性激素的分泌方面也是各有千秋。男性的雄激素不仅是精子顺利发生的必要保障，还是男性维持肌肉线条硬朗、毛发茂盛的根本。与雄激素对应，女性也能分泌称为雌激素的性激素，它同样在维持女性丰乳肥臀等性别特征方面起到了不可或缺的作用。除此以外，女性还会分泌另一类激素——孕激素，因为与男性相比，女性还肩负了孕育新生命的神圣职责，孕激素会在妊娠过程中发挥重要作用。女性体内的这两种激素——雌激素和孕激素分工合作，有序地调控着下游的生殖管道，出现以月为单位的周期性变化，为繁衍后代做好准备。这种周期性变化最明显的感受就是每个月都要到访的“大姨妈”——月经了。

性腺产生了单倍体生殖细胞，它们需要通过生殖管道进行运输，以便精子和卵子能够相遇。附睾、输精管、射精管和尿道是男性生殖管道的组成部分，它们最基本的功能就是确保精子能顺利地排出体外，除此之外，各个部分还有它们特殊的功能，尤其是附睾。附睾紧贴在睾丸背侧，它肩负着促进精子进一步成熟的重任。因为睾丸产生的精子其实只是外表上的成熟，它还缺乏一项至关重要的能力——运动。没有这项能力，想要与“千山万水”之外的意中人——卵子相遇，只能是痴人说梦了。所以，精子需要在附睾中停留一段时间，在这里进一步加工深造，直到具备了运动能力之后，才能算是一个真正合格的精子。“身心”都成熟了的精子依旧储存在附睾当中，只有性兴奋时才会被排出体外。另外，精子能被迅速地排出，得益于输精管壁厚厚的平滑肌，正是平滑肌强烈地收缩，才推动精子迅速经过 50 厘米长的输精管，然后再穿过位于前列腺内、仅有 2 厘米长的射精管，而后进入尿道。男性的尿道具有非常好的共享理念，它既是排尿、也是排精的通道。精子在通过长约 20 厘米的尿道后，最终从阴茎的外口排出体外。

女性的生殖管道包括输卵管、子宫和阴道。与男性的睾丸与生殖管道直接相连不同，女性的卵巢与生殖管道之间虽然靠得很近，但并不直接连通，这就造成了偶尔会出现从卵巢中排出的卵并没有进入输卵管，而是掉落到了腹腔当中、进而退化消失的情况。不过大多数情况下，卵子都会顺利地进入输卵管。输卵管就像一个长长的喇叭，喇叭的开口朝向卵巢，另一端与子宫相连。英文输卵管一词 salpinx 就是从希腊语喇叭演化来的，输卵管炎（salpigitis）也是由这个词根演化来的。输卵管不仅是卵子运输的管道，它还是受精发生的场所。如果输卵管不通的话，精子和卵子会因为不能相遇而导致不孕。除了与男性生殖管道一样具有运输配子的功能外，女性生殖管道更是肩负着孕育新生命的重担，而完成这一使命的是一个叫子宫的器官。子宫像有两个入口和一个出口的 T 形的管道，两个入口分别与左右输卵管相连，出口则与阴道相通。在输卵管形成的受精卵，进入子宫后就会驻扎在这里，发育成胎儿，直到足月才通过阴道娩出母体。为了适应胚胎的生长、为其提供良好的生活环境，子宫竭尽所能做好各项服务工作。一旦没有等到胚胎入住，子宫又会积极地投入下一轮准备工作：剥除旧的、再重建新的子宫内膜，这个过程就是大家熟悉的月经。阴道是女性生殖管道的最后一段，无论月经血还是胎儿，最终都要经过阴道排出体外。与男性共用排精和排尿管道不同，女性的生殖管道和排尿管道都是各自独立的，所以，在女性外阴，被大、小阴唇保护着的阴道前庭能看到两个开口，前方是尿道开口，后方是阴道开口（图 1–1）。

除性腺和生殖管道以外，具有分泌功能的附属腺也是内生殖器的一部分。男性的附属腺种类和数量都比较多，包括一个前列腺、一对精囊腺及一对尿道球腺。它们的分泌物成分复杂，最终和睾丸产生的精子汇合在一起、共同构成了精液，在受精过程中发挥重要作用。相比之下，女性的附属腺就简单多了，只有一对前庭大腺，它可以产生黏液，起到润滑阴道的作用。

无论内生殖器还是外生殖器，都是生殖系统的基本组成成分，是男性和女性最基本的性别特征，所以也叫第一性征。而到青春期以后，男性和女性各自表现出来的其他特征，比如男性的胡子、喉结，女性的乳房等，这些被称为第二性征。因此，如果说小孩从外貌特征上直接分辨男女还有困难的话，青春期以后，男性与女性的差异基本上就一目了然了。

二、性别是靠什么决定的

我们可以从外观上通过喉结、胡须、乳房等区分男女，也可以从 B 超、CT 等影像学图像上通过睾丸、卵巢、子宫等区分男女，还可以通过染色体检查区分男女，性染色体为 XY 型的是男性，XX 型的是女性。由染色体决定的性别称为染色体性别（或称基因性别），而利用内、外生殖器区分的性别叫作表型性别。大多数情况下染色体性别与表型性别是一致的，但偶尔也会出现二者不相符的现象。雄激素不敏感综合征的患者就是典型的例子，他们外表看上去明明是女性，染色体检查时却发现拥有 Y 染色体。为什么会出现这种情况？表型性别与染色体性别之间是什么关系呢？

要搞清楚这些问题，我们先了解一下染色体性别和表型性别分别是怎么形成的。大家都知道人类有 23 对、46 条染色体，其中 1 ～ 22 号染色体都是成对存在的，唯独性染色体与众不同，有 X 和 Y 两种类型。女性的两条性染色体是一样的，都是 X 染色体；而男性则不同，既有 X 染色体又有 Y 染色体。因此减数分裂形成单倍体的精子和卵子时，卵子只有含 X 染色体的一种类型，而精子则会分成两种，一种含 X 染色体、另一种含 Y 染色体。当精子和卵子结合形成受精卵的瞬间，新生命的染色体性别就决定了：如果是含有 X 染色体的精子与卵子结合，一个小公主将降临人间，如果是含有 Y 染色体的精子与卵子结合，则诞生的将会是一位小王子。到底是携带哪种性染色体的精子与卵子结合，谁也无法预测，父母无权选择，更无法人为干预。拥有不同染色体性别的受精卵，在外观上并没有任何差异（图 1–2）。

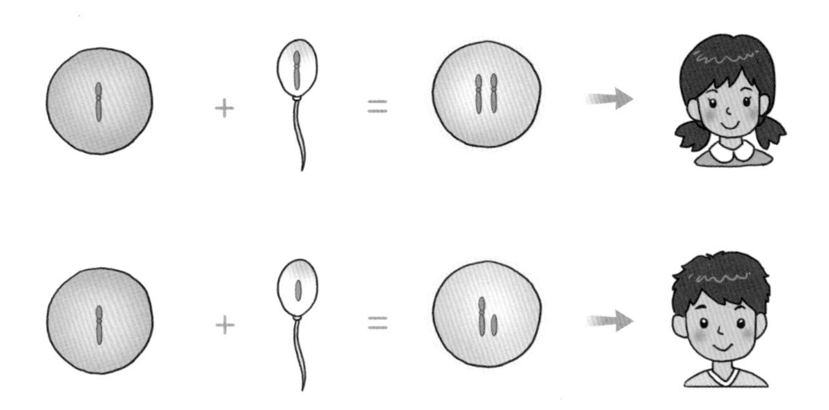

图 1–2　染色体性别决定

随着受精卵不断分裂，一个又一个基因型相同的细胞分裂出来，参与身体各个系统的发生发育，其中也包括了生殖系统。有趣的是，在胚胎发育之初（7 周以前），无论男女其生殖系统的原基都是一样的，包括一对生殖腺原基、两套生殖管道原基（一对中肾管和一对中肾旁管），还有一套外生殖器原基（一个生殖结节、一对尿生殖窦和一对阴唇阴囊隆起）。每个胚胎的生殖系统都是一颗红心两手准备，随时做好向任何一种性别分化的可能。这时，无论从体内还是体外，都无法根据器官的形态特点辨认胚胎的性别，这个阶段被称为性别未分化期。

到了胚胎 7 周以后，生殖系统终于不再一视同仁，开始走上了分化的道路。最先开始发威的是 Y 染色体上的一段性别决定基因——*sry* 基因，它编码一种叫睾丸决定因子（TDF）的蛋白质。在 TDF 的作用下，拥有 Y 染色体的胚胎，其生殖腺原基开始向睾丸的方向分化，与从卵黄囊迁移过来的原始生殖细胞一起，共同形成睾丸；只有 X 染色体的胚胎，因为体内没有 *sry* 基因，不能产生 TDF，10 周左右其生殖腺原基会在来自母亲的雌、孕激素的作用下，向卵巢的方向分化，最终与迁移过来的原始生殖细胞一起构成了卵巢。至此，生殖腺性别就确定了。

下一步，已经有了明确定位的生殖腺开始工作，通过分泌的激素决定下游生殖管道和外生殖器的原基该何去何从。睾丸会分泌两种激素：雄激素和抗中肾旁管激素（AMH），它们将决定两套原始生殖管道：一对中肾管和一对中肾旁管的去留。抗中肾旁管激素，从名字我们就可以知道，它的作用是抑制中肾旁管发育的，因此在睾丸分泌大量AMH的情况下，中肾旁管退化消失，在男性体内没有留下任何痕迹。同时，睾丸还分泌大量雄激素，刺激中肾管发育形成男性的生殖管道——附睾、输精管和射精管。雄激素也促使外生殖器的原基发育形成男性的阴茎和阴囊。最终，具有睾丸的胚胎，在它分泌的雄激素和AMH的作用下，生殖管道和外生殖器也都逐渐具备了男性的表型特征。

对于没有睾丸的女性胚胎，因为体内没有大量的雄激素和AMH激素，中肾管和中肾旁管就走上了与男性截然不同的道路。没有了AMH的抑制，中肾旁管得以顺利发育，最终形成女性的生殖管道——输卵管、子宫和阴道；而没有了雄激素的刺激，中肾管退化消失，外生殖器原基也逐步向女性的方向分化，最终形成了女性的大、小阴唇，阴阜和阴蒂等结构。

从7周开始，染色体性别为男性的胚胎，在基因、性腺和激素的一步步作用下，表型性别逐渐呈现男性特征。而染色体性别为女性的胚胎，大约从10周起，表型性别开始向女性的方向分化。到了12周末，男、女的外生殖器基本都分化完成。

由于基因决定了性腺的发育方向，而性腺分泌的激素决定了生殖管道和外生殖器的发育方向，所以一般情况下，基因性别和表型性别是一致的。偶尔也会有二者不统一的情况出现，例如基因型为XY的男性，外表却是女性的体貌特征；或者相反，有XX型染色体的女性，外生殖器却类似小号的阴囊、阴茎等。基因性别和表型性别的不统一，被称为性分化异常。导致其出现的原因多种多样，既有可能是基因层面的问题，也可能是激素分泌或调控的环节出了问题。比如Y染色体缺失了含*sry*基因的片段、或者雄激素的分泌不足。前文我们提到过的雄激素不敏感综合征的患者，他的睾丸和雄激素都正常，但是体内缺乏雄激素的受体，因此导致外表向女性的方向发育。综上所述，虽然基因是性别最根本的决定因素，但从基因性别到表型性别，中间环节众多，任何一个环节出了问题，都可能导致性分化异常。

三、激素在性别差异上起什么作用

虽然出生的时候生殖系统已经形成了，但青春期之前它们都一直处于幼稚状态。生殖系统的控制中枢——下丘脑还没有发育完善，位于下丘脑—垂体—性腺轴系下游的睾丸或者卵巢也就处于静止状态了。男生睾丸里的生殖细胞只有精原细胞一种，而女生的卵巢里也只有被按了暂停键的初级卵母细胞。那些负责分泌激素的细胞，或者还没有形成，或者就同样处于静止状态。性腺没有开始工作，生殖管道和外生殖器也就都处于安静等待的状态。此时男、女生的体貌特征，除了外生殖器外，其他并没有明显不同，所以才会有小男孩被恶作剧地带上头花、穿上裙子冒充女孩，也会有人把头发剃得短短的小姑娘误认成了小伙子。

伴随着下丘脑发育的日益完善，它开始分泌促性腺激素释放激素（GnRH）。GnRH 大约每隔 1 ～ 2 小时分泌 5 ～ 25 分钟，呈现一种脉冲式的分泌方式。在 GnRH 和其他人们尚不明了的原因作用下，青春期的大门被悄悄地打开了。

孩子开始明显蹿个，以前每年基本都长 5 ～ 7 厘米，现在一年时间就长高了 8 ～ 10 厘米甚至更多。鞋子也动不动就顶脚了，没过多久就追上甚至超过爸妈的鞋号了。女生的小胸脯开始鼓胀起来，小屁股也变圆了。男生本来清亮高亢的童音消失了，取而代之的是低沉嘶哑的小公鸭嗓，这一点小学合唱队的老师和同学体会最深。青春痘会时不时地在本来光洁的额头、鼻子、脸颊上出没，一层黑黑的小绒毛也悄悄地爬上了男生的上唇……这些表现都标志着孩子进入青春期了。

体表的这些变化，其实提示男、女生体内的性激素水平开始升高了，也就是性腺在下丘脑分泌的 GnRH 和垂体分泌的促性腺激素的刺激下开始工作了。在骨骼、肌肉、脂肪开始生长的同时，生殖系统的各个器官也在发生着变化。女生的卵巢开始分泌雌激素，卵母细胞陆续苏醒，下游的子宫内膜受到激素的影响，出现了首次剥脱出血，也就是所谓的月经初潮。男孩子的睾丸开始发育长大，间质细胞开始增殖并分泌雄激素。精子发生在雄激素的作用下开始启动，男生会偶尔出现遗精现象；阴茎也悄悄地增大变粗了；阴毛和腋毛也陆陆续续地长出来了。

随着激素水平逐渐趋于稳定，男生变得骨骼粗壮、肩宽臀窄、肌肉硬朗，女生变得乳房圆润、臀部丰满、曲线优美，最重要的是生殖系统发育成熟，具备了生殖能力，男生和女生完成了从毛毛虫到蝴蝶的蜕变过程，告别青春期、长大成人了（图 1–3）。

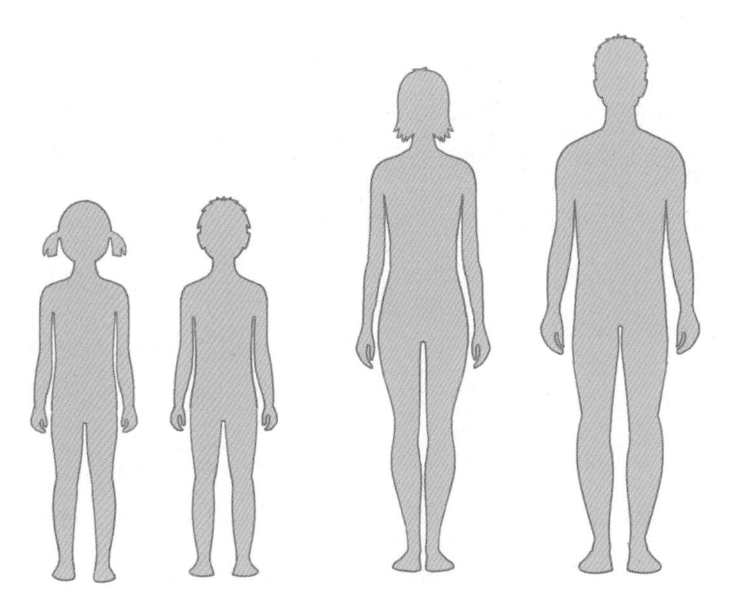

图 1–3　不同阶段男、女性的差异

第二章
男生的小秘密——男性青春期

“我的脸上怎么长痘痘了？”“我怎么长小胡子了？”“我的声音怎么变得这么难听了？”这些都是十几岁的男生常发出的疑问，而这些烦恼标志着他们已经进入青春期，向成年男性进发了。而除了体貌特征外，最重要的是他们的生殖系统逐渐发育成熟，具备生殖能力了。

一、内裤上的可疑液体是什么

刚刚进入青春期的男生，早起时偶然发现内裤上有略显黏稠的白色可疑液体，不免惊恐万分，“天哪，我是不是得了大病，尿床了不说，尿还变成白色了？”其实，这并不是尿床，而是遗精了！

遗精是青春期男生在睡觉时不知不觉地发生泄精的现象。这是男生性发育逐步迈向成熟的标志，中医称之为“精满自溢”，所以又称为溢精。健康的男性进入青春期都会发生遗精，每个月可能会发生 1 ～ 2 次，这是正常的生理现象，不需要担心。

那么遗精的精液或者说正常男性射精时的精液是哪里来的呢？它其实是前列腺、精囊腺、尿道球腺等附属腺的分泌物，再加上睾丸和生殖管道的分泌物，还有精子的混合物。

前列腺是一个栗子形的器官，环绕在男性尿道开始的部分。前列腺内有 30 ～ 50 个腺体，它们的分泌物通过 15 ～ 30 个导管排入尿道。青春期开始后，前列腺在雄激素的作用下分泌活动逐渐增强，分泌出稀薄的含有酸性磷酸酶和纤维蛋白溶酶等物质的乳白色液体。有趣的是，大名鼎鼎的前列腺素并不是前列腺分泌的，而是由精囊腺分泌的。精囊腺是位于膀胱后方的一对长椭圆形腺体，内部有高度迂曲的分泌管道，它的末端与输精管的末端会合形成射精管，穿过前列腺，开口在尿道。精囊腺的分泌物是弱碱性的黄色液体，含有大量果糖、纤维蛋白原和前列腺素。尿道球腺是位于尿生殖膈内的一对豌豆大小的腺体，其分泌物主要在射精前起润滑尿道的作用（图 2–1）。

精液是乳白色弱碱性（pH 值约为 7.7）的液体，一次射出的精液量有 3 ～ 5 毫升，精液中除了上亿的精子外，其余的液体约 60% 来自精囊腺、约 30% 来自前列腺，尿道球腺和生殖管道的分泌物所占比例很少。精液中所含的果糖和酸性磷酸酶为精子提供能量，促进精子运动，而纤维蛋白溶酶、纤维蛋白原和前列腺素，会在精液进入女性生殖管道后发挥作用，为受精创造条件。

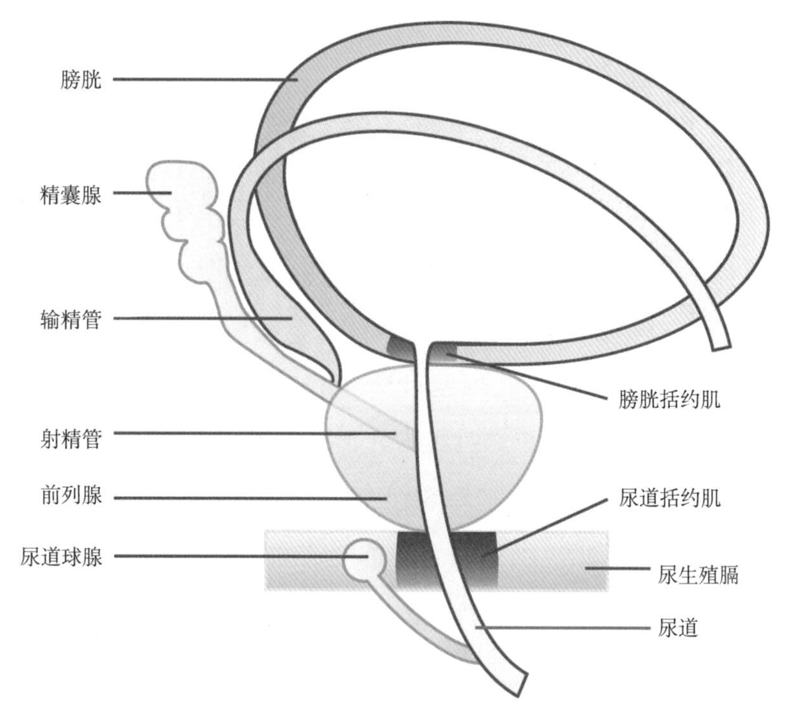

图 2–1　男性附属性腺（右视图）

二、精液中能游动的“微生物”是什么

1677 年，荷兰生物学家列文虎克（Antonie van Leeuwenhoek，1632—1723）用自制的显微镜观察了精液，他惊奇地发现了一些有尾巴的、能游动的“微生物”，但当时他并不知道这些小小的“微生物”到底是什么，它们曾经一度被怀疑是寄生虫。现在我们知道这些“微生物”其实就是男性的精子。

精子全长约 60 微米，形似蝌蚪，有头、尾两个部分。精子的头部从正面看是卵圆形的，从侧面看呈梨形。这样扁椭圆、稍有些尖的头部，有利于精子不停地向前钻行。精子头部长 4 ～ 6 微米，虽然仅占全长的约 1/10，却集中了两个至关重要的结构，一个是携带父亲遗传信息的、高度浓缩的细胞核，另一个是覆盖在细胞核前方的顶体。顶体里含多种水解酶，在精子和卵子相遇时，这些酶迅速释放出来，破坏卵子外的重重保护，这样精子才能有机会与卵子接触，一亲芳泽。精子长长的尾部中最主要的结构是位于中央的轴丝，它是精子能游动的关键的运动装置。而为运动装置提供能量的线粒体，以线粒体鞘的形式环绕在精子尾部的前端（图 2–2）。

精液中精子的数量相当庞大，每毫升精液中可含 8 000 万～ 12 000 万个精子。这些精子大多数都长得模样周正而且精力充沛，但难免有些精子相貌奇特，比如有两个头、两个尾巴、头太小、头过大、尾巴弯折的精子等。还有一些精子虽然外貌正常，但是动力不足，无法提供足够的能量推动自己向前游动（图 2–3）。正常情况下精液中是会有少量的异常精子存在的，但如果异常精子比例过高的话，就无法保证有足量的精子能跨越“千山万水”游到输卵管与卵子相遇了，这就有可能出现不育的情况。

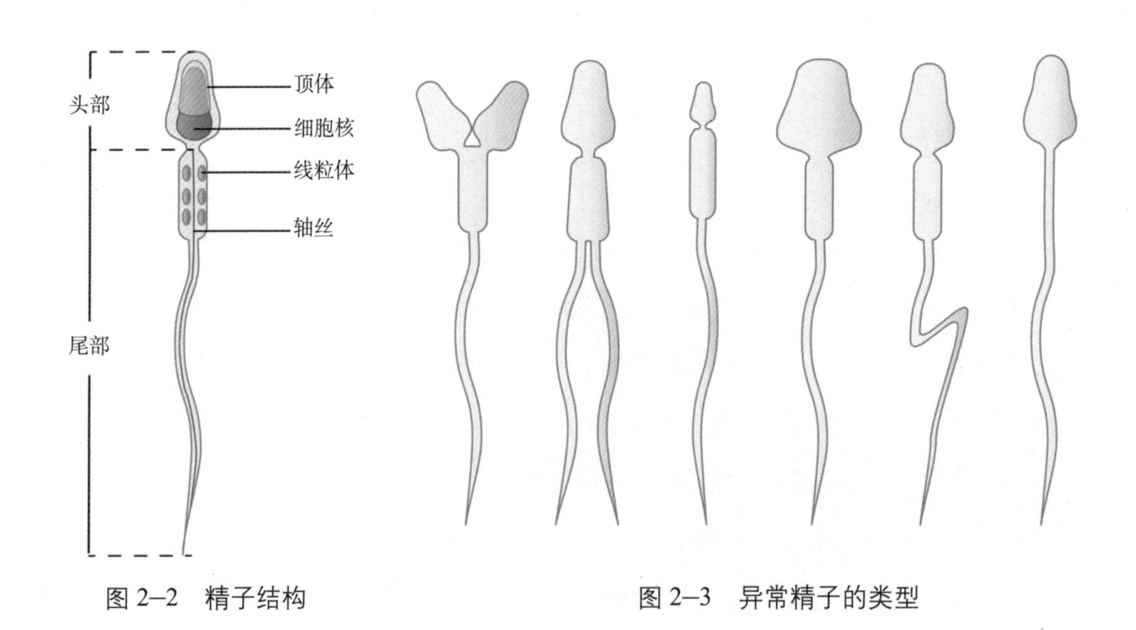

图 2–2　精子结构　　　　图 2–3　异常精子的类型

三、“小蝌蚪”是从哪儿来的

精液中的“小蝌蚪”是从哪儿来的呢？其实，“小蝌蚪”即精子它们的老家位于阴囊内的睾丸里。显微镜下能看到睾丸里有成百上千根弯弯曲曲的小管，这里就是精子的发源地——生精小管。生精小管的管壁上可以看到两大类细胞：长得圆头圆脑的生精细胞和长得高高壮壮的支持细胞。生精细胞属于生殖细胞，种类繁多，包括具有干细胞功能的、能不断进行有丝分裂的精原细胞，处于减数分裂不同阶段的初级精母细胞、次级精母细胞和精子细胞，还有就是从圆形精子细胞经过复杂的变形过程形成的蝌蚪形的精子，它们从生精小管的基底部向管腔依次排列。与生精细胞不同，支持细胞属于体细胞，呈高柱状，它就像一个身材健硕的超级保姆，把各级生精细胞都揽在身上，无微不至地为它们提供充足的生活物资和不受外界干扰的微环境。在支持细胞的帮助下，精子发生在有条不紊地进行着，一步步完成了发育过程的生精细胞，终于从基底部迁移到了管腔，随后精子从支持细胞温暖的怀抱脱离开来，随着睾丸内的液体缓缓向附睾方向流动，在附睾内继续完成从形态上到功能上的成熟，以便获得游动能力（图2–4）。

一个精原细胞一次能产生256个精子，用时约64天。而同样的事件在双侧睾丸全长200～300米的成百上千根生精小管中无时无刻不在上演着，可想而知精子加工厂的产品数量有多么庞大了。有人估算过成年男性每克睾丸组织在每秒内可产生300～600个精子，双侧睾丸每天的精子产量可达上亿个。

从睾丸产生的精子尚不能游动，它进入附睾后，需要等待十余天的时间，在附睾分泌的大量甘油磷酸胆碱、唾液酸等物质的作用下进一步成熟，获得运动能力。经过这十余天的修行，精子才算真正成熟，初步具有受精的能力。精子还可以继续在附睾中储存几个月，但如果到时候还没有机会排出体外的话，它们就会自然地退化消失了。

睾丸除了可以产生精子，还是另外一种至关重要的物质——雄激素的发源地，制造雄激素的加工厂叫睾丸间质细胞。与庞大的精子加工厂不同，雄激素加工厂有点像

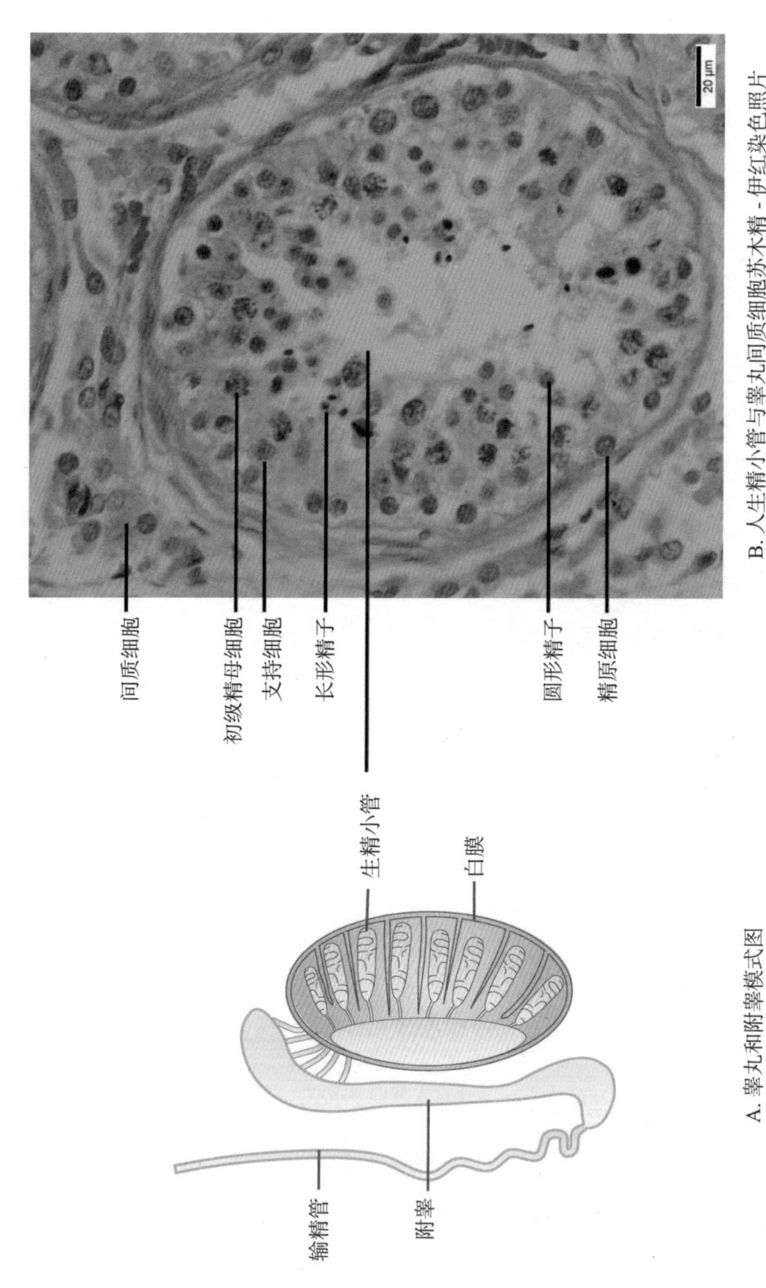

A. 睾丸和附睾模式图

B. 人生精小管与睾丸间质细胞苏木精 - 伊红染色照片（苏木精将细胞核等酸性物质染成蓝色，伊红将细胞质等碱性物质染成红色）

图 2–4　睾丸的结构

小贴士　有丝分裂和减数分裂

有丝分裂是真核细胞分裂产生体细胞的过程。在这个过程中，DNA 复制一次，细胞分裂一次，复制后的染色体被平均分配到两个子细胞中，保持子代体细胞中染色体数目的稳定性。

减数分裂是有性生殖生物在生殖细胞发育成熟过程中发生的一种特殊分裂方式。从原始生殖细胞发育到成熟生殖细胞的过程中，生殖细胞中的 DNA 只复制一次，但细胞分裂两次，导致最终产生的生殖细胞中染色体数目是本物种体细胞中染色体数目的一半。

以男性为例，精原细胞是男性的原始生殖细胞，它可以通过有丝分裂保持其自身染色体数目的恒定，同时一部分精原细胞可以分化形成初级精母细胞，DNA 复制一次，进入减数分裂，第一次减数分裂形成次级精母细胞，然后不经 DNA 复制，接着完成第二次减数分裂形成单倍体的圆形精子细胞，圆形精子细胞再经过一个复杂的形态演变过程，最终形成蝌蚪形的精子。

个体户，睾丸间质细胞单个或三五成群地分布在生精小管之间，以血液中的胆固醇为原料合成和分泌雄激素。雄激素随后或者进入生精小管，在超级保姆——支持细胞的帮助下参与精子发生的调节，或者进入血液被运送到相应的器官、系统，例如前列腺、骨骼或肌肉，对其进行调节。雄激素对于精子发生及男性第一、二性征的维持功不可没。

睾丸的功能是产生精子和雄激素，然而这并不是与生俱来的。幼童的睾丸很小，生精小管内只有支持细胞和精原细胞，并没有其他各级生精细胞，间质细胞的数量也很少，且基本没有分泌雄激素的功能。青春期以后，在下丘脑、垂体分泌的激素的作用下睾丸迅速增大，睾丸开始源源不断地产生精子和雄激素。这样的能力可以一直持续到老年。随着年龄增大，精子发生的能力减弱，产生精子的数量和质量都明显降低，产生的雄激素也明显减少。大约从 50 岁以后男性的睾丸逐渐萎缩变小。

四、“蛋蛋”为什么挂在体外

“蛋蛋”是睾丸的俗称，它位于体表的阴囊内。睾丸是如此重要的负责生殖的器官，为什么不像其他娇嫩的器官一样位于有骨骼和肌肉保护的腹腔或盆腔内，而是悬挂于体表呢？这样有什么好处吗？

其实，精子发生是一个热敏感事件，需要在低于体温 3 ℃左右的条件下才能正常进行。如果温度过高，精子发生将会受到干扰从而无法产生精子，精子的活力也会显著下降。睾丸位于体表的阴囊内而不是 37 ℃恒温的体腔内，就为创造 34 ℃左右的低温环境提供了可能。

人体有多种途径可以帮助维持阴囊的低温：首先，阴囊表面皮肤中的汗腺可以帮助散热；其次，供应睾丸的动脉周围有许多静脉的包绕，来自睾丸的比较凉的静脉血可以与睾丸动脉中来自体内的比较热的动脉血交换热量，从而显著降低供应睾丸的动脉血的温度；再次，提睾肌的收缩或者舒张可以帮助睾丸靠近或者远离身体，从而升高或者降低睾丸的温度。

睾丸并不是从一开始就位于阴囊内的，在胚胎发育的过程中，产生睾丸的生殖腺原基最初是位于后腹壁上部的。随着胎儿的长大，在雄激素的作用下，睾丸才逐渐下降，大约在胚胎发育到32周降至阴囊内（图2–5）。97%的男婴出生时睾丸已经到达目的地，剩余的男婴大部分在出生后 1 岁以内睾丸也会降到阴囊内，若 1 岁时睾丸还迟迟不肯下降的话，则称为隐睾。隐睾多位于腹腔内或者腹股沟管等处，由于温度较高，不利于精子发生，会导致男性不育，甚至发生恶变。因此，男婴出生时应该检查阴囊内是否存在睾丸，若一侧或者双侧睾丸缺失，则应检查睾丸的位置，并密切观察睾丸何时能降到阴囊内。如果一直未下降，则要在 2 ～ 3 岁时手术，将睾丸引入阴囊。由于雄激素的产生不太受温度的影响，所以未被发现的隐睾患者可以有正常的青春期发育，表现出正常的男性体貌特征，他们往往因为不育而去医院检查才被发现有隐睾的存在。

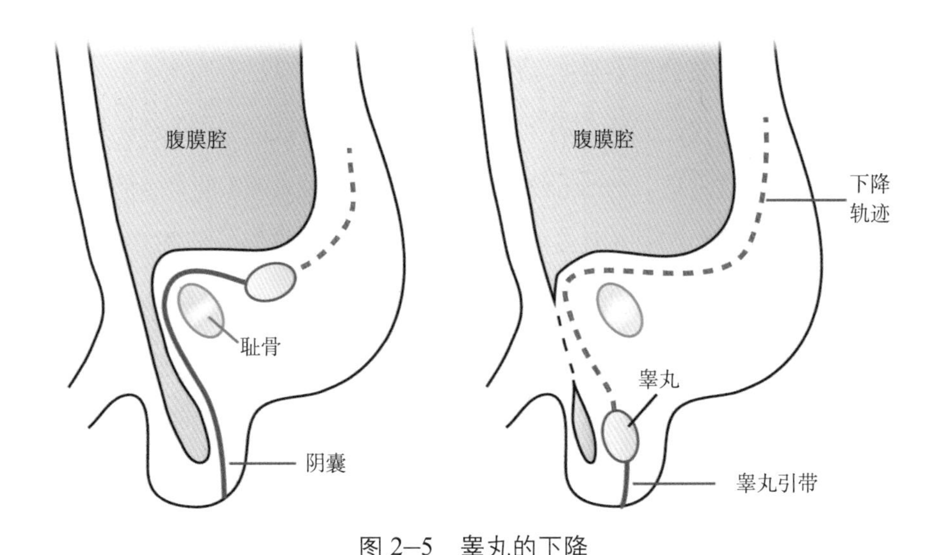

图 2–5　睾丸的下降

了解了精子发生对低温环境的苛求，男性就应该尽量避免长时间窝在一处不动，或者穿过紧、过厚的裤子，以减少局部高温对精子质量和数量的影响。

关于睾丸靠近体表的益处，除了低温有利于精子发生的解释外，还有其他的说法。有人认为，睾丸和附睾内的低温环境相当于 4℃冰箱，有利于延长精子寿命；而当精子进入女性生殖管道后，由于环境温度升高而被激活，从而更有活力，能游得更快、更远，尽早找到卵子完成受精。也有人认为这是进化的结果，繁衍后代是动物界的头等大事。裸露在外的生殖器越大，代表雄性的生殖能力越强，越容易吸引雌性动物的眼球，获得更多雌性的青睐，从而拥有更多的交配机会，达到繁衍后代的目的。

五、精液里会混有尿液吗

男性性兴奋时，精子会从附睾中排出，在生殖管道管壁肌肉的强力收缩下，经过输精管、射精管，然后通过男性的尿道快速排出体外。男性的尿道既是排精也是排尿的通道，那么精液和尿液会混合吗？精液里会有尿液存在吗？

要回答这个问题，我们先来看看男性尿道的结构，男性的尿道起自膀胱的尿道内口，止于阴茎头的尿道外口，分成前列腺部（前列腺内）、膜部（穿越尿生殖膈）和海绵体部（阴茎内）。其中尿道内口周围有膀胱括约肌，膜部的周围有尿道外括约肌，它们正好位于尿道前列腺部的两端，这两个括约肌就像两道闸门一样，精密地控制着排尿和排精。排尿时，两道闸门同时开启，尿液从膀胱经尿道排出体外。排精时，两道闸门先是同时关闭，这时精子经过输精管、射精管进入尿道的前列腺部。由于此时尿道前列腺部的两端都被收缩的括约肌关闭了，精子无法继续前行，只能在这个封闭的空间里短暂停留一会儿，正好和同样汇入此处的精囊腺和前列腺的分泌物充分混合，形成精液。等到精液蓄积到一定体积、阴茎的刺激也到达一定强度要射精时，下边的那道闸门——尿道外括约肌开放，这时大量的精液就像开闸泄洪一样，经过尿道的膜部、海绵体部一股脑儿地排出体外。由于上边的那道闸门——膀胱括约肌一直处于收缩状态，所以既不会有精液反流入膀胱，也不会有尿液排出，所以精液里是不会混有尿液的（图 2-6）。

因此，虽然排精和排尿都会经过男性尿道，但在膀胱括约肌和尿道外括约肌两道闸门的精密调控下，排精和排尿不会同时进行，所以尿液和精液一般不会混合。但偶尔有些年轻人在听觉、视觉等感官刺激或者局部摩擦的刺激下发生性兴奋，那

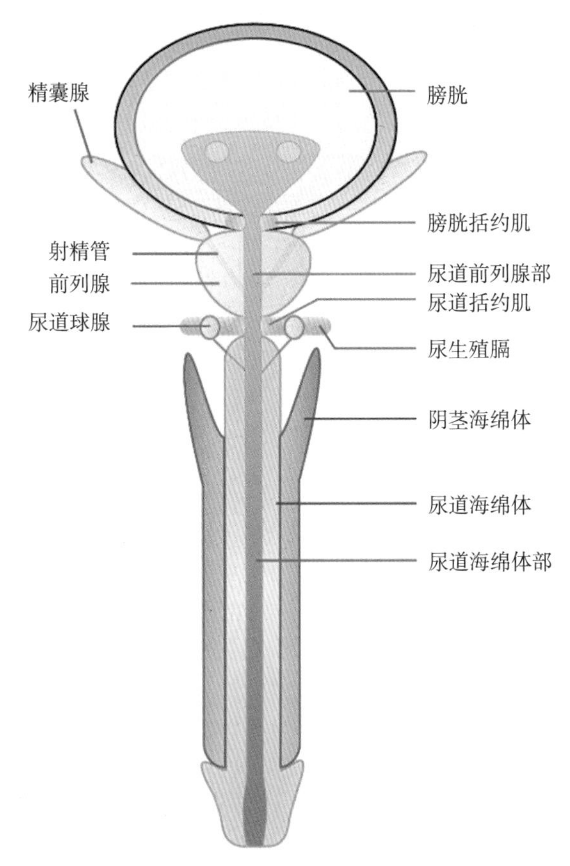

图 2–6　男性尿道

么就会有少量精液在尿道前列腺部蓄积，如果这时不宜射精，且由于膀胱的充盈又需要排尿，先前蓄积在尿道前列腺部的少量精子就会随尿液一起排出了。这时候如果检查尿液的话，会发现有精子存在。这是正常现象，无须担心。

六、你知道雄激素有什么作用吗

男性进入青春期以后，下丘脑开始脉冲式地分泌促性腺激素释放激素（GnRH），受其影响，垂体也开始脉冲式分泌促性腺激素——间质细胞刺激素（ICSH）和卵泡刺激素（FSH）。间质细胞刺激素可以促进睾丸内的间质细胞产生雄激素，而卵泡刺激素促进生精小管内的支持细胞产生雄激素结合蛋白（ABP），它与雄激素结合后可以使生精小管内维持较高的雄激素浓度，保证精子发生的顺利进行。血液中雄激素的水平反馈回下丘脑和垂体，促使它们根据需要调节以上三种激素的释放量，进而维持体内雄激素水平的稳定,这样体内完整的下丘脑—垂体—睾丸轴就形成了（图 2–7）。

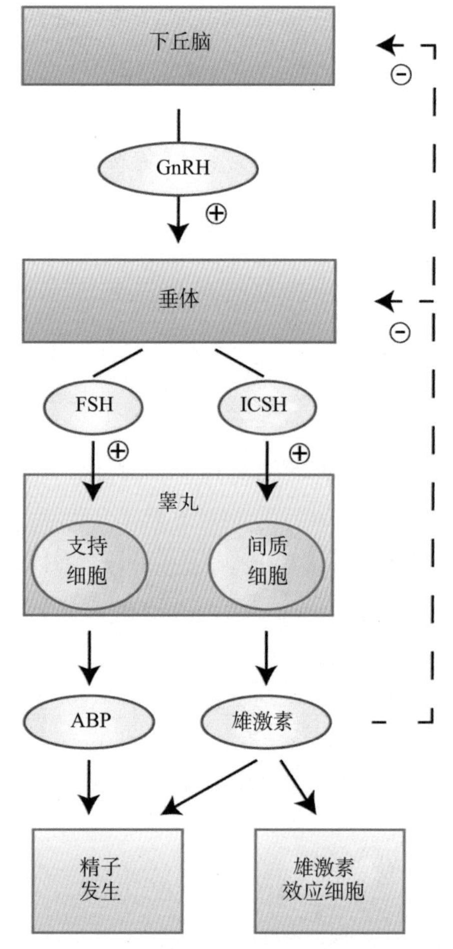

（⊖表示抑制，⊕表示促进）
GnRH：促性腺激素释放激素。FSH：卵泡刺激素。LH：黄体生成素。ABP：雄激素结合蛋白。

图 2–7　下丘脑—垂体—睾丸轴系

雄激素对生殖系统具有重要的调节功能，例如促进精子的发生，促进生殖管道、附属腺的发育和睾丸下降等。除此之外,雄激素促进了肌肉的含量增加，进入青春期的男生肌肉变得发达；促进了骨骼的生长，进入青春期的男生开始迅速长高，但当雄激素达到一定浓度时则会促进长骨两端的骨骺生长板骨化，当骨骺生长板全部骨化后，就无法再长高了；雄激素会促进毛发的发育，进入青春期的男生体毛快速生长，开始出现了阴毛、腋毛、胸毛和胡子，但若雄激素浓度过高，也会带来头顶部脱发、发际线后移的问题；雄激素会促进皮脂腺的分泌,旺盛的分泌物若不能及时排出，加上寄生菌的作用，“青春美丽疙瘩痘”就会不期而至；雄激素会促进喉部的甲状软骨迅速长大并向前突出，形成喉结；促进喉内部的喉腔变大，声带变长、变宽、变厚，最终声带的长度几乎增加一倍，声带振动频率变低，声调变得粗而低沉。

总之，在雄激素的作用下，男生逐渐完成蜕变，成了顶天立地的男人。

七、阴茎为什么会变硬

进入青春期的男生，阴茎开始增粗变长，偶尔看了一些让人脸红心跳的文章，裤裆处会瞬间支起一座小帐篷。本来软趴趴的阴茎，怎么瞬间就变得硬邦邦了？怎么才能让它消下去呀？尴尬的小男生越是着急，就越是适得其反。其实这是男性正常的生理反应，它的学名叫作勃起。勃起是由自主神经系统调控的，并不受主观意识控制，那么阴茎为什么会变硬呢？

阴茎是个棒状结构，表面有皮肤覆盖，内部主要是三个被称之为海绵体的结构，其中背侧贴在一起的两个叫作阴茎海绵体，腹侧单独的一个叫尿道海绵体。尿道海绵体的中央有尿道走行，周围环绕着海绵状的组织，外周包裹着一圈叫白膜的致密结缔组织。阴茎海绵体除了中央没有尿道外，其他结构与尿道海绵体类似（图 2–8A）。

既然叫海绵体，意味着它会像海绵一样有许多孔隙，这些孔隙其实都是大大小小、形状不规则的血窦，血窦之间是由结缔组织和平滑肌组成的支架。给海绵体供血的血管叫阴茎深动脉，它发出的分支——螺旋动脉直接与血窦相连。与其他部位的动脉略有不同，螺旋动脉除了血管壁的中层有多层环形走向的平滑肌外，在管壁的内层还有少量纵向走向的平滑肌分布（图 2–8B）。平常这些纵向分布的平滑肌处于收缩状态，这就使血管的内膜向管腔突起，把管腔挤得很窄，因此，通过螺旋动脉进入血窦的血流就会很少。当性兴奋时，在副交感神经的调控下，血窦内皮释放出大量一氧化氮，它会引起血管平滑肌内的一种叫环磷酸鸟苷（cGMP）的物质增加，引起平滑肌的舒张。

平滑肌变“瘦”了，螺旋动脉的管腔也就不再拥堵，大量血液顺利流入血窦，使血窦扩张。但它的扩张不是无限度的，因为周围有质地坚韧的白膜阻挡着。而负责将血窦里血液运走的静脉，这时也被压迫在白膜边缘，致使血液不能流出、蓄积在血窦当中。整个海绵组织就像吸饱了水的海绵一样涨大了起来，整个阴茎也就勃起了。当性兴奋过后，cGMP 很快被磷酸二酯酶降解，平滑肌再次回到收缩状态、堵塞管腔，螺旋动脉的血流减少，血窦内聚积的血液减少，静脉回流通畅，阴茎重新变软。

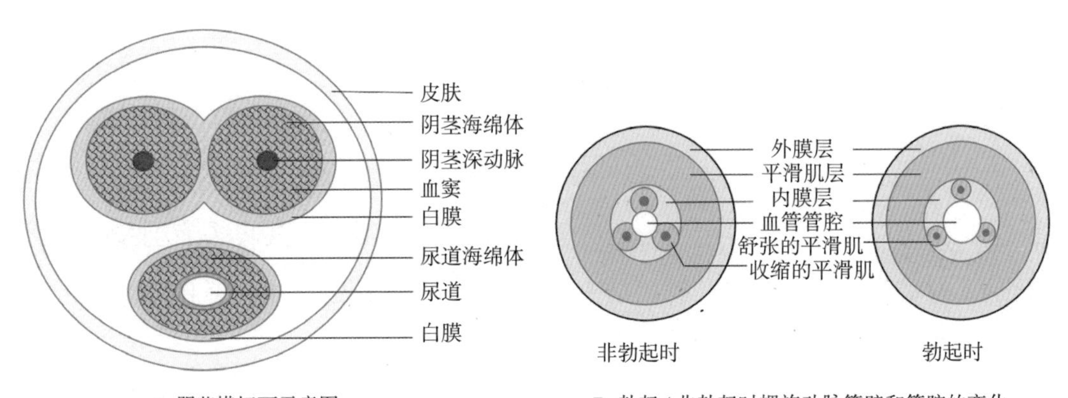

A. 阴茎横切面示意图　　B. 勃起 / 非勃起时螺旋动脉管壁和管腔的变化

图 2–8　阴茎结构示意图

也许有人听说过一种叫“伟哥”的药物，它的商品名叫西地那非，用于治疗阴茎勃起功能障碍。它其实是一种磷酸二酯酶的抑制剂，通过减缓 cGMP 的降解、延长平滑肌的舒张时间，从而达到延长海绵体充血扩张、阴茎勃起时间的效果。西地那非研发之初，本来是为了扩张心血管的，没想到它对心血管的调控效果不明显，却在促进阴茎的血管扩张方面效果显著，失之东隅，收之桑榆，所以西地那非最终成了泌尿外科大夫手中的一剂神药。

与勃起功能障碍相反，青春期的男生由于神经系统尚未发育完善，所以会更容易“擦枪走火”、发生“意外事件”，有时由于憋了一夜的尿，早晨轻微地摩擦就会引起阴茎勃起。这些都是自然现象，只要尽量分散一下注意力、顺其自然，过一会儿就会“平安无事”了。

小贴士　自主神经系统

人体对于肌肉运动的调节有两套系统，其中调节骨骼肌运动的是躯体运动神经，它受更高一级的中枢——大脑的指挥，做出相应的运动。而对于心肌和平滑肌这些构成内脏器官的肌肉来说，指挥它们运动的是属于自主神经系统的交感神经和副交感神经。自主神经系统就像它的名字一样，自主调节、不受意识支配。因此我们不能用意念干涉心脏的跳动，也不能命令我们的消化管道加速或减慢蠕动。

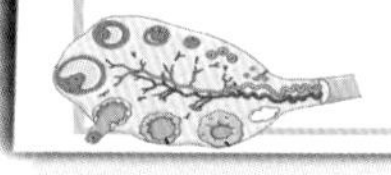

第三章
女生的小秘密——女性生殖系统

与男性的宽肩窄臀、健壮结实相比，女性的身材更加凹凸有致、圆润丰满。女性除了具备与男性相同的产生生殖细胞和性激素的能力外，更是多了孕育新生命的能力。女性的这些外在的和内在的特征都是怎么来的呢？

一、女孩儿身体里的“秘密花园”

春天到了，花园里花苞渐露，花朵竞相开放，一片姹紫嫣红；等到秋天来临，花园里落英缤纷，累累果实挂满枝头，又是另一派繁华景象。这就是大自然的新陈代谢。你知道吗？在女生的身体内也有一座这样的秘密花园，而且，这座花园从女生在妈妈肚子里就开始播种酝酿了，只待青春期后争相绽放、结出硕果。这座秘密花园就是女性的性腺——卵巢。

胚胎形成 7 周以后，生殖系统开始分化，女性由于没有 Y 染色体，生殖腺原基会

小贴士　卵子发生与精子发生

卵子发生和精子发生都是减数分裂的结果，但二者有很大的不同。卵子发生从女性胚胎期就开始了，卵原细胞分化形成初级卵母细胞，但其后的发育中会有两次停滞，青春期重启发育后，只有少量的卵母细胞能完成减数分裂。另外，两次分裂都是不均等分裂，虽然染色体平均分配到子细胞中，但大部分母代的细胞质会分配给次级卵母细胞和卵子，供未来的受精卵使用，而第一极体和第二极体只分配到极少量的胞质。与卵子发生不同，精子发生从青春期开始出现，从精原细胞到初级精母细胞、次级精母细胞和圆形精子细胞是一个连续的减数分裂过程，且两次分裂都是平均分裂，细胞质和染色体平均分配到两个子细胞中。

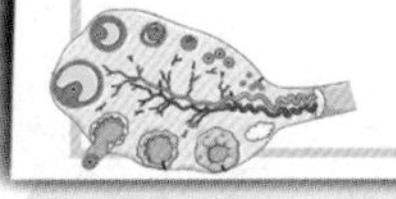

向卵巢方向分化。从卵黄囊迁移到原始性腺的原始生殖细胞分化形成卵原细胞，卵原细胞通过有丝分裂迅速扩增其数量，在胚胎形成20周左右，卵原细胞的数量达到顶峰，此时卵巢内有600万～700万个卵原细胞。自胚胎形成3个月开始，卵原细胞陆续进入减数分裂阶段，形成初级卵母细胞，这些初级卵母细胞并不会像精子发生那样迅速完成整个减数分裂过程，而是停滞于第一次减数分裂的前期，不再向后发育了。初级卵母细胞和周围包裹它的一层卵泡细胞共同构成原始卵泡，原始卵泡就是卵巢这座秘密花园中的“花苞”，花苞里边包裹着处于休眠状态的“种子”——停滞在第一次减数分裂早期的初级卵母细胞。胚胎发育至7个月时，大部分卵原细胞已经发育形成初级卵母细胞，剩余的卵原细胞全部退化消失，也就是说，出生时女性卵巢中已经没有具备有丝分裂能力的生殖干细胞了。即使形成了的初级卵母细胞同样也面临着退化消失的风险。出生时卵巢中约有200万个原始卵泡，它们就这样沉默着，静静地等待着生育期的到来。然而，大多数稚嫩的“花苞”由于承受不住外界风雨的洗礼而悄然凋零，到青春期前后卵巢中只剩下约30万个原始卵泡，其他的原始卵泡都退化消失了。剩余的这些“花苞”将会面临更猛烈的风雨，但承受住洗礼的“花苞”将会绽放出更加娇艳的“花朵”（图3–1）。

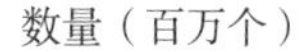

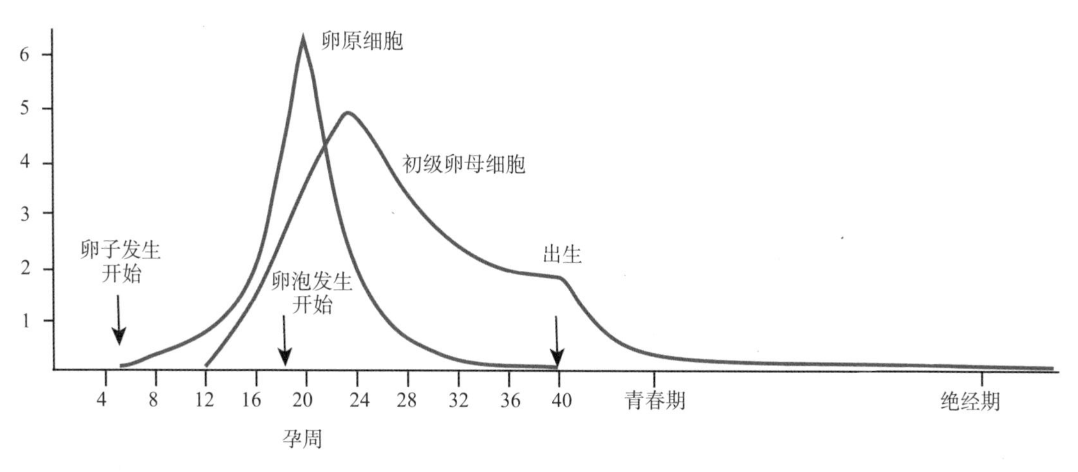

图3–1　女性一生卵原细胞和初级卵母细胞数量的变化

女生在9～12岁开始进入青春期，随着下丘脑脉冲式地分泌促性腺激素释放激素，垂体也开始脉冲式地分泌促性腺激素——卵泡刺激素和黄体生成素。在这些激素的作用下，卵巢开始发育，“秘密花园”终于等到了春天，“花苞”开始争奇斗艳了。

一个生殖周期中一般会有十几个原始卵泡发育，它们被称为生长卵泡。生长卵泡中央的初级卵母细胞胞质明显增多，细胞体积逐渐变大，包绕在周围的卵泡细胞也开始大量增殖，细胞从一层变成多层。卵母细胞和卵泡细胞之间出现一个叫透明带的结构，它就像一堵荆棘编织的围墙一样保护着内部的卵母细胞。慢慢地，生长卵泡里出现了一个充满卵泡液的卵泡腔，它从小变大，而卵母细胞和它周围的透明带和放射冠（包绕在初级卵母细胞周围的卵泡细胞）就像探入湖泊的城堡一样突入卵泡腔。同期一起开始发育的十几个原始卵泡，一般只有一个能打败其他对手成为优势卵泡，最终形成成熟卵泡突向卵巢表面，等待排卵。其他竞争失败的卵泡就退化消失了。排卵前24小时，成熟卵泡内的初级卵母细胞终于完成了它漫长的第一次减数分裂，形成一个次级卵母细胞和一个极体。在黄体生成素的刺激下，成熟卵泡破裂，次级卵母细胞和透明带、放射冠一起排出卵巢，进入输卵管。余下的卵泡细胞和周围的卵泡膜细胞一起增生肥大，形成肉眼可见的黄色内分泌团块——黄体。黄体可以合成大量的雌激素和孕激素，为妊娠做好准备。如果没有受精卵形成，黄体可以维持两周的时间，然后被瘢痕一样的白体取代；如果形成了受精卵，则胚胎发育过程中分泌的人绒毛膜促性腺激素可继续维持黄体状态，直到胎盘可以产生足量的雌激素和孕激素后才逐渐萎缩（图3-2）。

从青春期开始到绝经期，约有三四十年的时间，秘密花园中的鲜花就这样一轮一轮地盛放着。每轮都从十几朵花苞苏醒开始，但最后只有一朵能一枝独秀、获得排卵的权利，之后就是静静的等待，期待卵子能在输卵管中遇上意中人，继而有新生命入住子宫。多数情况下，这样的期待是以失败告终的。没关系，两周之后，重整旗鼓的秘密花园又开始了新一轮的争奇斗艳。如果一旦梦想成真，小花园的花苞们就不再开放，安静等待着子宫内的果实孕育成熟。直到妈妈哺乳结束，秘密花园

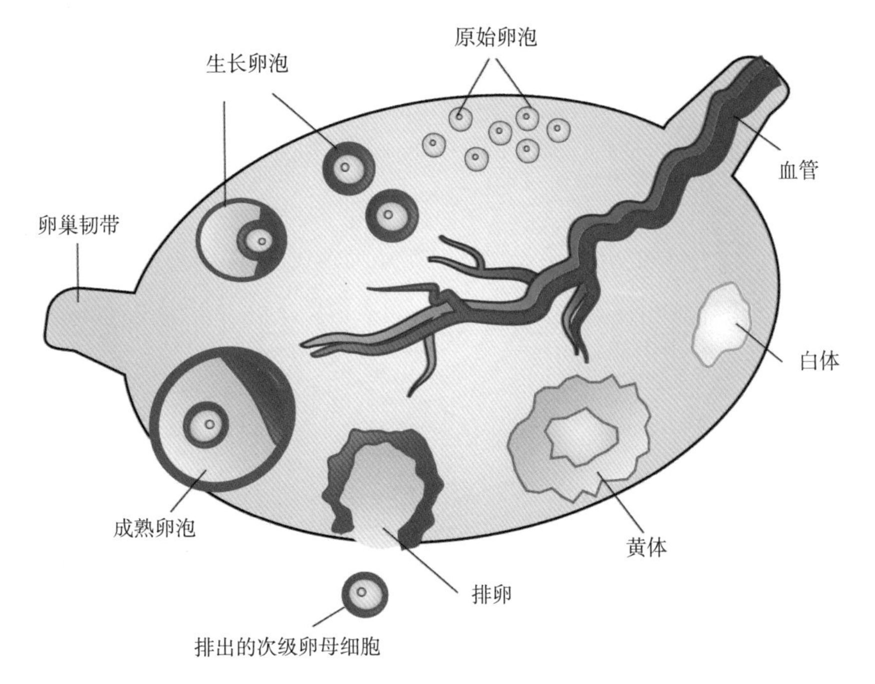

图 3–2　卵泡发育过程示意图

才会再次收到启动的信号，开始周而复始的花开花落。在经历过四五百轮不厌其烦的重复后，花园里储备的花苞已经剩下不多了。秘密花园终于进入了绝经期，没有了雨露的滋润，花园里为数不多的花朵渐渐凋零，女性从此不再具有生殖能力，秘密花园终于衰败废弃了。

二、女孩儿身体里的“宫殿”

提起宫殿，浮现在人们脑海中的也许是一座金碧辉煌的皇宫，神圣又神秘。你知道吗？女性身体内也有一座“宫殿”，它的名字叫子宫。顾名思义，子宫是女性孕育胚胎的场所。受精卵从植入子宫至胎儿足月分娩，都住在妈妈的这座“宫殿”里，子宫为他遮风挡雨，为他提供营养，为他排出代谢废物，为他的茁壮成长保驾护航。那么这座神圣又神秘的“宫殿”到底长什么样子呢?

子宫整体像个倒置的梨子，靠多根韧带固定在骨盆的中央，前后的邻居分别是膀胱和直肠，左右有双侧输卵管相伴，下方的邻居叫阴道。子宫分为子宫底、子宫体和子宫颈三个部分，胚胎植入多发生在子宫体部或底部，子宫颈为狭窄的圆柱状结构，胚胎植入后宫颈呈封闭状态，保护着住在里边的胚胎免受外界的病原微生物干扰。子宫的宫腔狭小，但壁层很厚，从外向内依次分成子宫外膜、肌层和子宫内膜，其中肌层最厚，由大量平滑肌和结缔组织构成。妊娠时平滑肌细胞大量增生并且肥大，使子宫随着胎儿长大而不断增大，就算有双胞胎入住也不会被撑破。分娩时子宫平滑肌强烈收缩，促使胎儿及其附属物经过阴道排出体外。分娩后平滑肌会大量退化，子宫恢复至怀孕前的大小。子宫肌层内侧是子宫内膜，它是胚胎植入的具体地点，它的质量如何直接决定胚胎是否愿意入住、住下后是否能够顺利发育。子宫内膜含有大量基质细胞和子宫腺，它们都是变脸高手，会随着卵巢产生的激素不同而出现相应的变化：在卵泡期产生的雌激素作用下，细胞以增殖为主、一个个细胞瘦瘦高高的；而当卵巢处于黄体期，孕激素水平占优势时，这些细胞转化为分泌和储存糖原、脂滴的状态，变得胖胖乎乎的，一副做好储备、随时等待胚胎入住的模样（图 3–3）。

根据功能，子宫底部和体部的子宫内膜还可以分为靠近肌层的基底层和靠近腔面的功能层，分别由来自肌层的弓形动脉的分支——直小动脉和螺旋动脉供血。功能层的结构和厚度会出现周期性的改变，如出血剥脱、修复增生和分泌等；基底层没有周期性的改变，它在功能层剥脱后作为残存的结构，开始修复子宫内膜。子宫颈部的子宫内膜虽然有周期性的变化，但是不出现周期性的剥脱。

子宫是胚胎孕育的场所，这里居住环境的好坏直接影响胚胎的生存质量。松软而富含营养和氧气的子宫内膜就像肥沃的土壤一样，等待着种子的播撒。但如果营养供应缺乏，或者由于反复流产、刮宫导致子宫内膜受损、瘢痕组织增生，或者由于孕激素分泌不足导致功能层无法维持分泌状态，胎儿就难以正常发育。

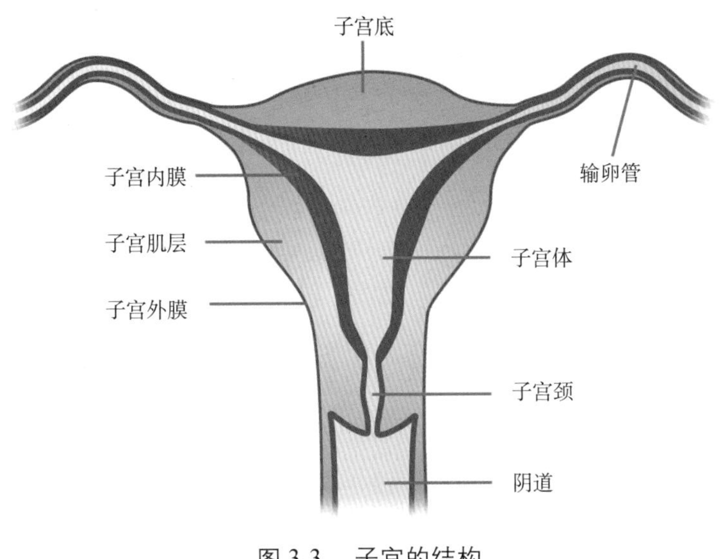

图 3-3　子宫的结构

三、子宫为什么会“哭泣”

子宫内膜周期性脱落、出血的现象称为月经，就是俗称的“大姨妈”。月经血呈暗红色、不凝固，出血量为 20 ～ 60 毫升，出血一般持续 3 ～ 7 天不等，以第 2 ～ 3 天最多。

从出血的第 1 天到下一次出血的前一天这段时间，称为一个月经周期，其可分为月经期、增生期和分泌期三个阶段。月经期发生功能层的剥脱出血，经阴道排出形成月经；增生期子宫内膜修复并增生；分泌期子宫内膜变厚，积聚了大量糖原、脂滴等营养成分，为可能的孕育做准备。如果没有胚胎植入，功能层会再次剥脱出血，进入下一个月经周期的循环。

月经周期的长短因人而异，平均为 28 天，21 ～ 35 天均属于正常范围。以 28 天一个月经周期为例，第 1 ～ 4 天是月经期，第 5 ～ 14 天是增生期，第 14 天排卵，第

15 ～ 28 天是分泌期。分泌期 14 天的时长一般比较固定，月经期和增生期的长短不同人之间存在较大差异。另外，受女性情绪变化、环境等因素的影响，同一个人的月经周期偶尔也会出现小幅度的提前或推迟。

“大姨妈”为什么每个月都要到访呢？其实子宫内膜的周期性剥脱出血以及后续的增殖分泌，都是卵巢分泌的性激素的杰作，而性激素的分泌又受到下丘脑—垂体—卵巢轴的调控。

下丘脑分泌的促性腺激素释放激素（GnRH）促进垂体分泌卵泡刺激素（FSH）和黄体生成素（LH）。其中卵泡刺激素促进卵巢内卵泡的发育，在此过程中卵泡产生雌激素。体内雌激素浓度逐渐升高，刺激子宫内膜基底层的细胞增生，修复功能层已剥脱的子宫内膜。随后，子宫内膜进入增生期，子宫腺开始增生变长，基质细胞也在增殖分裂，螺旋动脉延伸到功能层，整个子宫内膜的厚度可达 2 ～ 3 毫米。卵巢出现优势卵泡，雌激素增多负反馈抑制了卵泡刺激素的产生，进而抑制了其他卵泡的进一步成熟，导致它们闭锁退化，而优势卵泡成熟后，体内雌激素水平达到高峰（雌激素第一高峰），对垂体作用由负反馈抑制转变为正反馈促进，诱发黄体生成素分泌峰值出现，触发排卵。排卵后黄体形成，在黄体产生的孕激素和雌激素作用下，子宫腺的细胞开始分泌和积聚糖原，腺腔扩大，增生期比较直的子宫腺此时变得弯弯曲曲，子宫内膜血供更加丰富，基质水肿，内膜厚度可达 5 毫米。此时的子宫内膜犹如一块肥沃的土壤，静待胚胎植入。若没有胚胎植入，此时高水平雌激素（雌激素第二高峰）和孕激素对下丘脑和垂体产生负反馈调节，使卵泡刺激素和黄体生成素分泌减少，黄体逐渐萎缩、退化。体内孕激素和雌激素水平随之迅速下降，导致螺旋动脉痉挛，子宫内膜功能层血供受阻，缺血坏死、脱落，形成月经。月经期末，子宫内膜厚度只有 0.5 毫米。月经期孕激素和雌激素水平下降，对下丘脑、垂体的抑制作用解除，促性腺激素释放激素、卵泡刺激素和黄体生成素再次分泌，新一轮的卵泡开始发育，新一轮的子宫内膜也开始增生，周而复始地等待着胚胎植入（图 3–4）。

有人说，月经就是失望的子宫流下的伤心的眼泪。的确，子宫最大的使命就是为

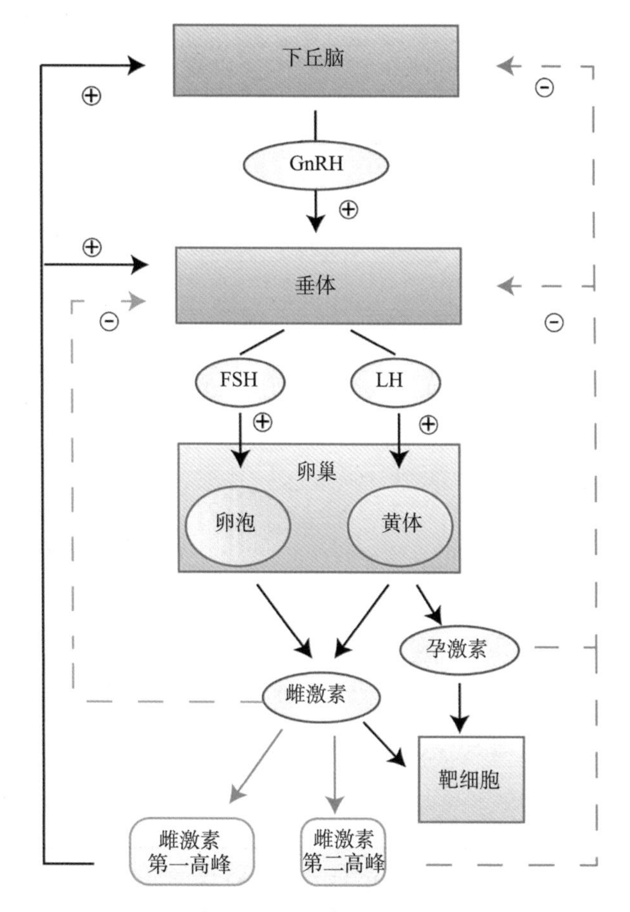

（⊖表示抑制，⊕表示促进）

GnRH：促性腺激素释放激素。FSH：卵泡刺激素。LH：黄体生成素。

图 3–4　下丘脑—垂体—卵巢轴

胚胎发育提供温床，为此，子宫内膜辛辛苦苦地做了各种物质储备，一旦没有心心念念的胚胎植入，增厚的子宫内膜就没有了用武之地，之前的准备工作全都白废了，失望的子宫就此流下了“伤心的眼泪”。好在失望的情绪很快就过去了，子宫又重新振作精神开始了下一轮的努力。

小贴士

除了对生殖系统的调节作用，孕激素还可以作用于下丘脑的体温调节中枢，使女性在排卵后基础体温升高 0.5 ℃左右，并在黄体期一直维持这个水平。基础体温是指身体在未受到任何因素干扰的情况下所测出的温度值，又名“静息体温”，通常在清晨刚睡醒、起床前测定。孕激素使女性在排卵前后基础体温出现双相改变，人们可以利用监测基础体温的方式预测排卵期（图 3–5）。

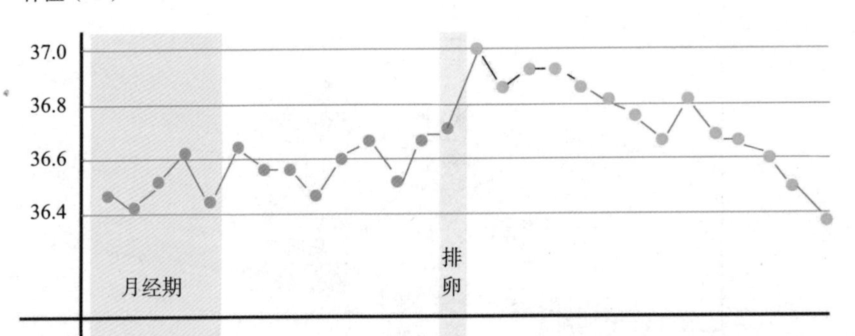

图 3–5　基础体温双相曲线图

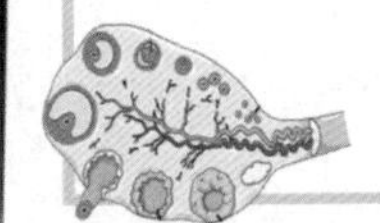

四、为什么“女大十八变”

都说女大十八变，越变越好看。女性进入青春期后，身材会越来越凹凸有致，皮肤越来越光滑细腻，声音越来越高亢悦耳。那么，女大十八变是如何出现的呢？

青春期后，女性体内雌激素浓度可增高 20 倍以上。雌激素可以促进女性生殖器官的细胞增殖和组织生长，卵巢、输卵管、子宫和阴道都能增大几倍以上，外生殖器也会增大，出现色素沉积、毛发生长等。

除了对生殖系统的调节，雌激素对身体多个器官和系统有广泛的调节作用。雌激素能促进骨骼的生长，使女生迅速长高、骨盆变宽。但高浓度的雌激素也会促进长骨两端的骺板骨化，一旦骨化完成，个子就停止长高了。女生进入青春期早于男生，所以女生往往比男生更早蹿个儿，但雌激素促进骺板骨化的能力强于雄激素，故最终女生平均身高低于男生。雌激素在维持育龄期女性的骨量方面发挥重要作用，等到女性进入绝经期，由于雌激素水平的下降，对骨骼生长的促进作用明显下降，所以老年女性更容易发生骨质疏松。雌激素可以促进皮下血管的增多，使皮肤更加红润；可以促进脂肪沉积于皮下组织、乳房和臀部，形成“丰乳肥臀”的女性外貌特征；还可促进乳腺组织增生，在脂肪组织和乳腺组织共同增加的情况下，乳房明显隆起增大。此外，因为雌激素促进蛋白质合成的能力低于雄激素，所以女性的肌肉没有男性发达。雌激素对毛发的生长作用轻微，阴毛和腋毛的生长主要归功于青春期后肾上腺产生的雄激素。另外，青春期后女孩的喉部变得狭小，声带短、窄、薄，振动频率高，所以声调变得高而尖细。经过青春期的发育，女生乳房隆起，声调变高，逐渐长成了圆润、丰满的成年女性的样子。

除了雌激素，卵巢还大量分泌另外一种性激素——孕激素。如果说雌激素让女性越来越有“女人味”，孕激素则让女性越来越有“孕味”，具备母性的光辉。孕激素会促使生殖器官为妊娠做好准备，如果妊娠期间孕激素分泌不足的话，还会有流产的风险。

小贴士

一般女生在 9 ～ 12 岁、男生在 11 ～ 14 岁开始进入青春期。如果孩子过早地出现第二性征的发育，女生在 8 岁前或男生在 9 岁前，出现了包括骨骼和肌肉的生长、体型的改变及生殖系统的发育，如乳腺增大、睾丸和阴茎变大、变声、阴毛的生长、腋毛的生长、胡须的生长、月经初潮等，就称为性早熟。

性早熟可以分为中枢性性早熟（真性性早熟）和外周性性早熟（假性性早熟）。前者可能因为中枢神经系统肿瘤或者外伤导致下丘脑—垂体—性腺轴提前启动，促性腺激素释放激素提前分泌和释放，激活垂体分泌促性腺激素使性腺发育并分泌性激素，从而使内、外生殖器发育和第二性征呈现，故提前出现的性征发育与正常青春期发育程序相似，也具有生育能力。后者不是促性腺激素释放激素引起的，而是因为肾上腺皮质肿瘤、睾丸或卵巢肿瘤、囊肿等，致使机体分泌过多的性激素，或者是因为接受了外部的性激素，如误服避孕药等，导致体内性激素水平增高而引起的性发育提前，因为不具有完整的性发育程序性过程，所以大多没有生育能力。

由于环境污染，特别是食物中激素的增多，导致近年来性早熟有所增多，其中女生更多见。性早熟对身高影响最大。因为发育较早，身体迅速长高，刚开始身高和体重比同龄人偏高，但由于骺板骨化，停止生长也较早，故成人后最终身高较同龄人偏低。虽然性发育早于同龄人，但其心智与生理的发育并没有匹配，异常的发育特征可能会影响心理健康，产生自卑、害羞和恐惧等情绪。因此家长应该密切关注性早熟孩子的生长状况，做到尽早发现、尽早就医、适当干预，防止增加其心理负担。

五、乳房是怎样变大的

作为哺乳动物的一员，乳汁是尚不能自行觅食的新生儿获取营养的唯一渠道，因此，乳房最基本的功能就是哺乳。大家一定见过小猫小狗排成一排、叼着妈妈的乳头、幸福地吃奶的样子，对于一胎多仔的哺乳动物，从肩部到腹股沟之间会对称分布若干对乳房以满足需求；而对于不重数量、只重质量的灵长类动物来说，只保留胸前的一对乳房就已经够用了，其他的乳房都退化了，人类也是如此；若退化不完全，人类也可以留有副乳，多在腋前或者腋下。

哺乳是雌性特有的权利，可有趣的是，不止女性，男性也是有乳头的，而且乳头内部会有一小段没什么作用的导管与之相连。正是有了这样的结构基础，偶尔听说男性患了乳腺癌也就不奇怪了。

婴幼儿时期，无论男女，平平的胸脯上都有小小的乳头存在。男性会一直保持这种状态，而女性在进入青春期后，随着体内雌激素的不断增加，乳腺组织开始萌芽生长，并和逐渐在此处聚集的脂肪和结缔组织一起，共同构成了高高隆起的乳房。

结缔组织和脂肪组织是为乳房提供支持和保护作用的，它们的存在使得乳房柔软而有弹性。乳房的结缔组织包括韧带和纤维束等，对乳房有支持和固定作用。随着年龄增长，结缔组织的含量和韧性下降，乳房逐渐松弛、下垂。脂肪组织填充在结缔组织、乳腺组织之间，起到很好的缓冲和保护作用。脂肪的多少直接影响乳房的大小，胖一些的人乳房也会丰满一些，而减肥不可避免会导致乳房“缩水”。遗传也是乳房大小的重要决定因素，亚洲女性的乳房通常比欧美女性的略小一些。但与乳房大小关系更密切的是乳腺组织的数量和状态。

乳腺组织是负责产生和分泌乳汁的，它其实是一种特化的、具有分泌乳汁能力的大汗腺。跟其他外分泌腺一样，由具有分泌能力的腺泡和负责运输的导管构成。但是腺泡并不是与生俱来的，相反，它是乳腺组织中出现最晚的一种结构。我们出生时，乳房内只有少量与乳头相连的导管结构。进入青春期后，在雌激素的作用下，这些导管的上皮开始不断分裂、增殖并且反复分支，逐渐产生了各级导管、直至终末导管，乳房也在这个过程中渐渐长大。没有怀孕的女性尽管有了丰满的乳房，但乳房内大部分是脂肪和结缔组织，乳腺组织只有导管而没有腺泡，也就不具备分泌乳汁的能力。只有当女性怀孕后，在雌、孕激素和催乳素的作用下，导管末端才开始分化出大量腺泡。腺泡和导管的活跃生长，导致乳房明显增大。分娩结束进入哺乳期，腺泡开始合成、分泌乳汁，乳腺组织至此才算真正发育完全，这时女性的乳房处于一生中最丰满的阶段。乳房内的腺泡合成了大量适合婴儿吸收的蛋白质、乳糖和脂滴，甚至母亲的一些抗体成分也可以进入乳汁。当婴儿吸吮时，营养丰富的乳汁迅速从腺泡排出，经过各级导管，最终从乳头喷入宝宝的口中。当女性不再继续哺乳，没有了婴儿吮吸的刺激，腺泡逐渐退化消失，乳腺组织又恢复到只有导管的状态，乳房最终也恢复到未孕前的大小（图 3–6）。

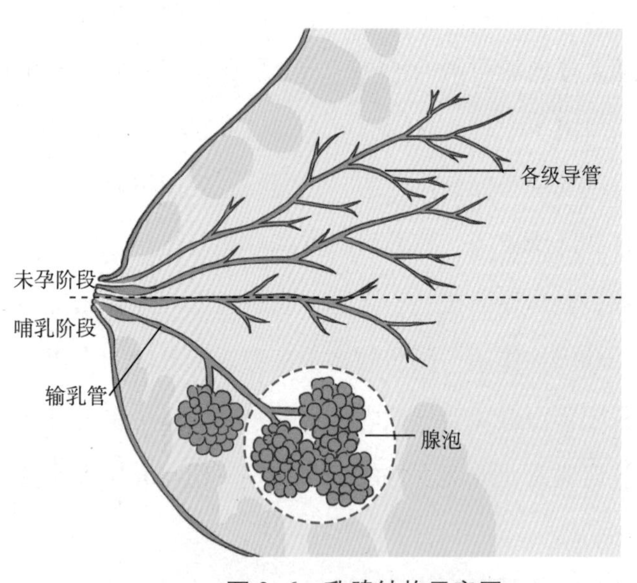

图 3–6　乳腺结构示意图

挺翘的乳房是很多女生梦寐以求的，必要的锻炼和足够的脂肪储备对于达成这个心愿是必不可少的，但千万不能自行涂抹一些含雌激素的药膏。虽然乳腺组织受到激素的刺激会增生使乳房变大，但同时也大大增加了导管上皮细胞出现癌变的风险。乳腺癌的发病率近年来有逐渐上升的趋势，有若干位影视明星因为乳腺癌而早早离开人世，令人扼腕叹息。所以年轻的女生一定要珍爱自己的乳房，做好日常自检工作，做到有问题早发现、早治疗，避免悲剧发生。

第四章
新生命的诞生——受精与胚胎发育

人体内最大的细胞——女性的卵子与最小的细胞之一——男性的精子，彼此都在焦急地寻找着另一半儿，可是远隔千山万水的它们怎么才能见到对方呢？相遇后它们又会擦出什么样的爱情火花呢？

一、受精之旅会遇到什么艰难险阻

经过有丝分裂、减数分裂和变形阶段，睾丸中一个个蝌蚪形的有头有尾的精子就出现了。为了轻装上阵，争取游得更快、更远，精子保留了对受精最关键的物质，包括用于繁衍后代的遗传物质、穿透卵子外周防护必需的含有大量顶体酶的顶体、向前游动必需的尾巴以及为尾巴提供能量的线粒体鞘等，其他的细胞质一律被无情抛弃。在睾丸中完成了准备工作的精子现在从头到尾只有约 60 微米长，看上去短小精悍、朝气蓬勃。

刚从睾丸产生的精子还不能游动，需要在附睾中深造十几天，在附睾分泌的营养成分的作用下，完成最后的蜕变，获得游动能力。在附睾停留的这段时间里，精子的表面还被包裹了一层糖蛋白，它就像铠甲一样保护着精子，为精子抵挡女性生殖管道中的各种不利侵蚀。精子大军在附睾兵营中摩拳擦掌，随时等待奔赴战场的号角吹响。

当男性性兴奋时，附睾中上亿的精子兄弟终于听到了期待已久的集结号，迅速整装出发了！在生殖管道管壁强劲有力的肌肉收缩下，它们快速地通过输精管、射精管和尿道。一路上精囊腺、前列腺和尿道球腺的分泌物——果糖、前列腺素、酸性磷酸酶、纤维蛋白原、纤维蛋白溶酶、柠檬酸和锌等被源源不断地添加到精液当中，充足的粮草和武器供应为精子大军能顺利找到卵子做好了万全准备。

精液射出男性体外后，上亿精子组成的精子大军就离开了己方阵地，进入了充满未知的女性生殖管道，向着目标卵子有可能出现的输卵管壶腹部进发了。然而要到达那里，必须要经过阴道、子宫颈管、子宫腔、输卵管的子宫部和峡部组成的漫漫长路。这条总长接近半米的受精之旅对于一个身高只有 60 微米的精子来说，需要用身体一寸寸地丈量相当于它身高 8 000 倍以上的距离。这无疑是一场长途跋涉，而且还不知道会遇到什么样的艰难险阻。好在精子大军里有几亿个同心协力的兄弟，还有充足的粮草和武器，精子大军信心十足地踏上了征程。

为了防止病原微生物对生殖管道的侵害，女性的阴道环境呈酸性。对于精子来说，这无疑是非常具有杀伤力的。好在精子大军已经有所准备，大部队先原地待命，精液中的纤维蛋白原迅速分解，使精液呈现短暂的凝固状态。这时弱碱性的精液会与周围的酸性物质充分中和。不到半小时危险就解除了，在纤维蛋白溶酶的作用下精液重新液化，精子大军可以继续前行了。

过了阴道，精子大军的面前是子宫颈的外口，前方的子宫颈管是一条狭长的通道，通道里充满了宫颈为了保护自己分泌的大量黏液。这时轮到精液中的各种攻城略地的士兵大显身手了，它们各司其职、有条不紊地上场：精液中丰富的蛋白酶负责分解通道中的黏液，让黏液变得稀薄，便于精子穿透；前列腺素刺激女性生殖管道的肌肉收缩，帮助精子向输卵管的方向运输；果糖为精子的游动补充着能量……得到了精液辅助的精子大军，也秀出了自己的肌肉，拼命地向前方游动着。游在前边的精子奋力地穿透着宫颈黏液，为后续的小伙伴开辟着道路。一路上都有精疲力尽的精子倒在路边，精子大军的数量虽不断减少，但大部队并未因此放缓前进的脚步。终于通过了狭长的、暗无天日的子宫颈进入了子宫腔，前方豁然开朗。可是又一道难题摆在了眼前，子宫腔就像个只有一个入口却有两个出口的三角形大厅，到底哪个出口才是正确的选择？这次排卵的是左侧的还是右侧的卵巢？卵子会在哪边的输卵管中等待呢？谁都没有确切的消息。算了，随便选一个方向碰运气吧。精子大军就此兵分两路，分别进入了左、右输卵管。

一路经过输卵管的子宫部和峡部，终于到达了此行的终点——输卵管壶腹部，然而这里就像一个巨大的迷宫，很多高大的黏膜皱襞充斥着输卵管管腔。卵子到底藏在哪里呢？只有几天寿命的精子焦急地搜寻着心上人的身影。环顾四周，出发时浩浩荡荡的几亿精子兄弟现在只剩下几百个了，其他的精子或者去了另一侧输卵管，或者已经在路上阵亡了。剩下的都是精英，既相貌周正又威武有力，还运气爆棚，现在就看谁能先找到卵子，俘获芳心了。

谁能发现卵子的倩影并尽快使出杀手锏——释放顶体内的大量水解酶，最快穿破卵子周围的重重阻碍，谁就能一亲芳泽，将自己的遗传密码传递下去。而那些竞争失败的兄弟，还有那些一直找不到卵子的兄弟，只能黯然老去了（图 4–1）。

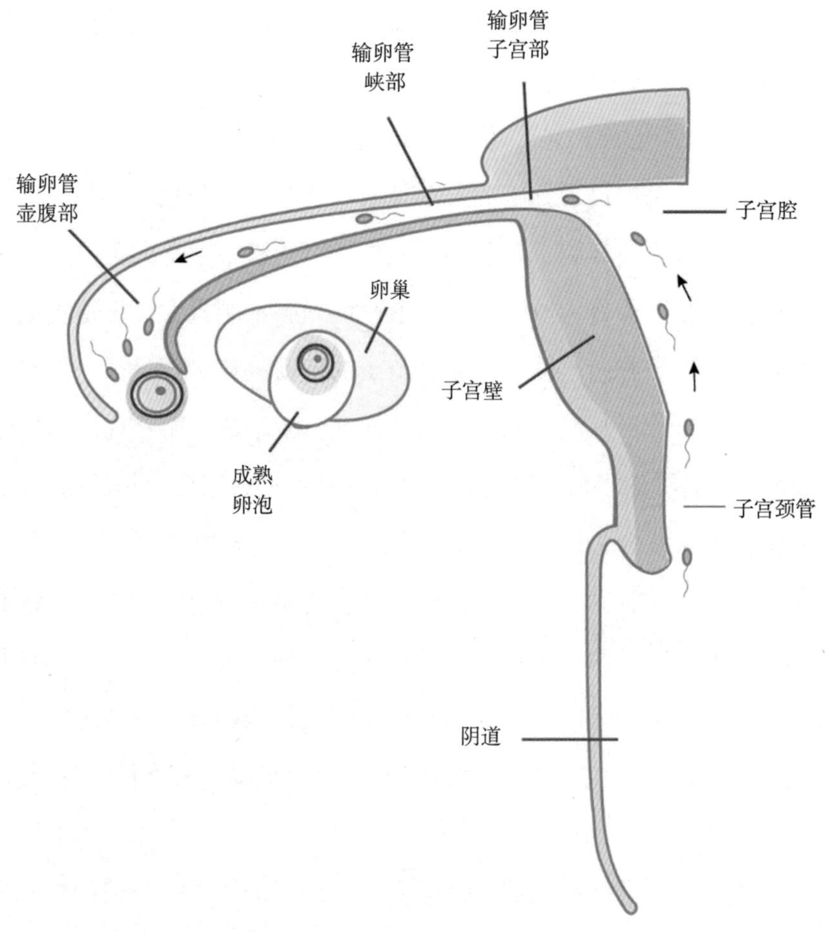

图 4–1　精子的旅途

二、卵子为什么被称为“睡美人”

女性进入性成熟后，每个月卵巢中都会有一批原来处于静止状态的卵泡开始发育，十几个卵泡相互竞争着长大，但最终只有一个卵泡能打败其他对手发育成为成熟卵泡，获得排卵的资格，竞争失败的卵泡，面临的只能是黯然神伤地退出历史舞台。

成熟卵泡是个很大的凸向卵巢表面的囊状结构，由卵泡壁、卵泡液和卵丘等成分组成。成熟卵泡就像一个湖泊，卵泡壁构成了湖泊的堤岸，卵泡液则是盈盈的湖水，卵丘就像一个伸向湖心的小岛，而构成卵丘的放射冠、透明带像一座城堡，里面住着被禁闭的公主——卵母细胞（图 4–2）。

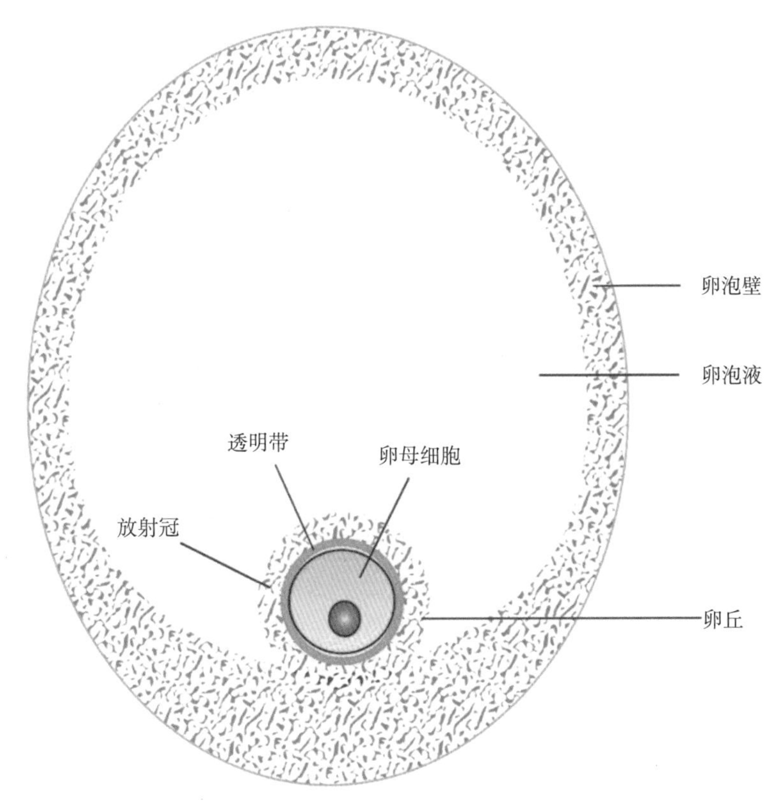

图 4–2　成熟卵泡的结构

与童话中苗条纤细的公主不同，卵母细胞的个头相当庞大，它是女性体内最大的一种细胞，直径接近 200 微米。因为知道未来要承担受精卵和胚胎早期发育的重任，所以从卵泡发育伊始，卵母细胞就一刻不停地做着准备工作，不断积攒着未来可能会用到的营养物质以及信号分子，身体就在不知不觉中一点一点变胖了。卵母细胞周围虽然有由糖蛋白构成的透明带包裹，但这个透明带就像荆棘编织的围墙，看似不可靠近，实则千疮百孔。外周的放射冠细胞就是通过透明带上的孔隙与卵母细胞彼此相连，不断把周围的营养和信息传递给卵母细胞，卵母细胞也通过这些细胞向外界发送着各项指令。

排卵前 36 ～ 48 小时，一直没有完成第一次减数分裂的初级卵母细胞接收到了信号，迅速完成已经停滞了很久的分裂过程，形成一个除了得到一半遗传物质还继承了几乎所有储备物资的次级卵母细胞，和一个只得到一半遗传物质几乎没什么胞质的极体。得到大部分馈赠的次级卵母细胞很快进入到第二次减数分裂的过程中，当所有染色体都排列在细胞的中线上的时候，分裂再次停滞，次级卵母细胞就像瞬间陷入沉睡的睡美人一样，进入了静止状态，静静地等待着精子的到来。而此时卵丘也与卵泡壁脱离，整座城堡静静地漂浮在湖泊中，等待着从卵巢排出的一刻。

排卵时卵泡周边的平滑肌细胞在前列腺素的作用下开始收缩，装满卵泡液的成熟卵泡内压力剧增，突出卵巢表面的已经变得脆弱不堪的卵泡壁承受不住压力，就像承受不住洪水反复冲刷的大堤一样终于溃坝了，成熟卵泡破裂，次级卵母细胞与透明带、放射冠一起缓缓从裂口中流出。而早已经接收到命令、在外等待多时的输卵管伞部，就像一根根长长的手指，轻轻地在卵巢表面拂过，把排出的次级卵母细胞迎接入输卵管。进入到输卵管中的次级卵母细胞在透明带和放射冠的保护下缓缓地向子宫的方向前进，不知道能不能等到精子的到来。如果一天之内没有精子到达输卵管壶腹部，次级卵母细胞就会像在等待中凋零的花朵一样退化消失。

三、“王子”是怎么唤醒“睡美人”的

在输卵管中焦急搜寻的精子，终于发现了睡美人和她的“移动城堡”，下一步要做的就是唤醒睡美人了。

保护在精子外周的蛋白质铠甲早已随着精子在女性生殖管道中的长距离游动而磨损殆尽，刚好露出了精子坚毅瘦削的容颜。精子迅速地祭出它的杀手锏——含有大量水解酶的顶体，这些水解酶迅速地破坏着次级卵母细胞周围的透明带和放射冠，争取早日让精子见到睡美人。环绕透明带一圈到处都有精子忙碌的身影，现在就看谁的动作最快，能最先一亲芳泽（图4–3）。

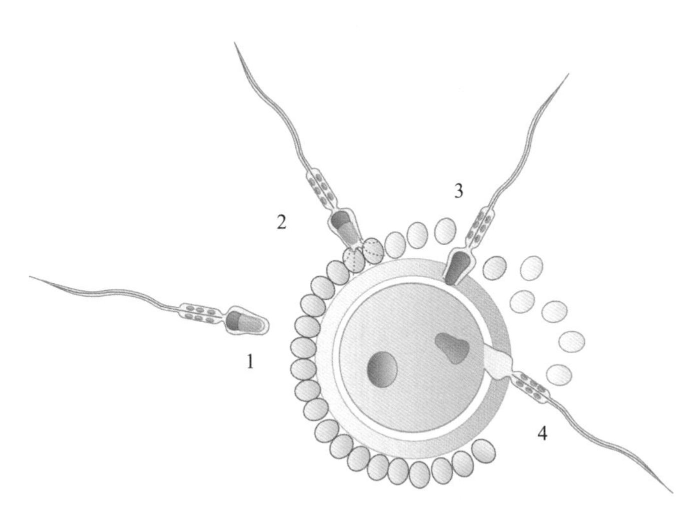

1. 精子靠近次级卵母细胞。2. 精子头部与放射冠相遇，开始释放顶体酶。3. 精子穿过透明带。4. 精子细胞膜与次级卵母细胞膜融合，细胞核进入次级卵母细胞。

图4–3 受精过程

当第一个穿透了透明带的精子的细胞膜与次级卵母细胞的细胞膜接触并融合时，沉睡已久的睡美人终于在这一刻被唤醒了。为了避免受到其他精子的干扰，次级卵母细胞迅速释放出储存在皮质颗粒中的水解酶。这些水解酶迅速地改变了透明带的糖蛋白结构，让透明带立刻变得坚不可摧，其他慢半拍的精子只能望洋兴叹、再也没有机会见到睡美人了。

那个成功地唤醒了睡美人的精子，将它携带的最珍贵的包含着它全部遗传密码的细胞核毫无保留地送给了睡美人。这个成功进入次级卵母细胞胞质的精子的细胞核被

称为雄原核。而被激活的次级卵母细胞也迅速完成了第二次减数分裂，形成一个单倍体的雌原核。雌、雄两个原核彼此靠近，原来的核膜消失，来自母亲的染色体和来自父亲的染色体终于融合在了一起，这也标志着一个受精卵形成了。

四、受精卵是怎么长大的

在输卵管壶腹部完成了受精后，受精卵承载着父母的期望，踏上了属于自己的征程。刚刚形成的受精卵非常弱小，幸好妈妈早已提前为它准备好了行囊——透明带，这座“移动城堡”没有争议地作为遗产赠送给了受精卵。就像曾经尽心尽力地保护卵母细胞一样，现在透明带又无怨无悔地继续为受精卵遮挡着风雨。路上需要的粮食和地图也被卵母细胞准备好了，储备在受精卵的胞质中，随时可以调用。城堡外边输卵管上皮的纤毛细胞，在缓缓地向子宫方向摆动，管壁的平滑肌也在有序地收缩着。在它们的推动下，受精卵沿着狭长的输卵管缓缓向子宫的方向移动。

受精卵一边前进一边分裂，不断地一分为二，很快就从1个细胞变成了2个、4个、8个、16个细胞……随着细胞的数量越来越多，每个细胞能分到的胞质越来越少，所以细胞的体积就越来越小，在透明带中挤成一团。因为看起来像一个桑葚，所以这时的胚胎也叫桑葚胚。挤在一起的细胞很快就有了分工，围绕在周边的细胞分化成承担营养和保卫胚胎工作的滋养层；中央的细胞则分化成胚胎真正的原基——内细胞群。这时胚胎已经变成了一个空心的囊状结构，称为胚泡。

受精后4天左右，独自穿过狭长的输卵管的胚胎终于进入了子宫腔，这里的空间豁然开朗。胚泡这时已经有很多细胞了，透明带这座城堡对它来说已经太过狭窄而不适合居住了，提前储备的营养也消耗殆尽了，于是胚胎急于冲破束缚，开辟更广阔的天地。已经完成了保护任务的透明带，为了不限制胚胎的发展，依依不舍地与胚胎说再见了。透明带的结构变得越来越松散，逐渐出现了裂缝。胚胎则像小鸡出壳一样，迫不及待地从裂缝中挤出来，随即舒展开被迫蜷缩的身体，胚泡体积一下涨大了好几倍（图 4–4）。

妈妈的子宫内膜这时候正处于分泌期，已经为胚胎植入做好了各项准备，厚厚的子宫内膜中储存了丰富的糖原和

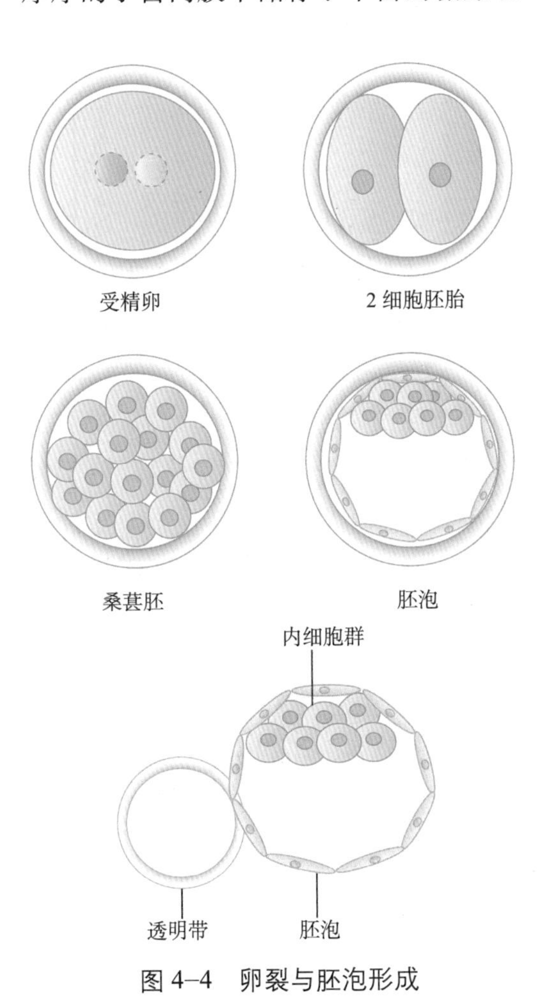

图 4–4　卵裂与胚泡形成

脂滴，丰富的血液供应还在不断地运输着营养和氧气。看着子宫内膜这张松软舒适的大床，胚胎毫不犹豫地一头扎进子宫的怀抱，完成了植入过程（图 4–5）。

居安思危、未雨绸缪。虽然周围有取之不尽用之不竭的营养和氧气，胚胎还是边植入边分泌人绒毛膜促性腺激素。该激素的主要作用是促进母亲卵巢中的黄体继续产生大量雌激素和孕激素。这两种激素可以帮助子宫内膜继续维持分泌状态。人绒毛膜促性腺激素从胚胎着床时开始产生，着床后第 2 个月左右达到峰值，直至胎盘本身可以产生足量的雌激素和孕激素，人绒毛膜促性腺激素的水平才逐渐下降。早孕试剂盒检测的，就是母亲的尿液中是否含有这种激素。植入到子宫内膜的胚胎，就在这样风调雨顺的环境中，开始了衣来伸手饭来张口的幸福生活。

胚泡中胚胎本身的原基——内细胞群迅速增殖变成一个圆盘状的胚盘结构。胚盘开始只有两层细胞，到了第 3 周又增加了一层，变成了像三明治一样的由内、中、外三个胚层构成的胚盘。

从第 4 周开始，平面的胚盘要发生

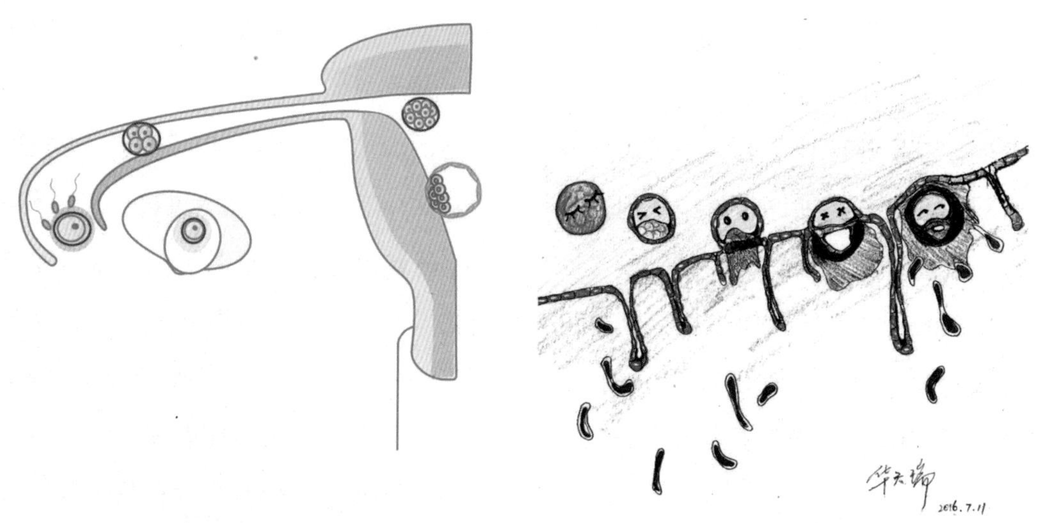

A. 胚胎在输卵管与子宫中运输　　　　B. 胚胎植入子宫内膜的过程

（中国医学科学院基础医学研究所、北京协和医学院基础学院学生作品）

图 4–5　胚胎运输与植入过程

卷折，像包饺子一样，胚盘所有边缘都向腹侧的方向汇聚、靠拢，最后融合在一起，形成圆柱形的胚体。像馅多得包不上的露馅饺子一样，胚胎腹部也有一些结构无法纳入胚体内，就留在体外形成了脐带。这根脐带在妊娠期间一直连接在胎儿和母体之间，构成物质运输的重要通道（图 4–6）。

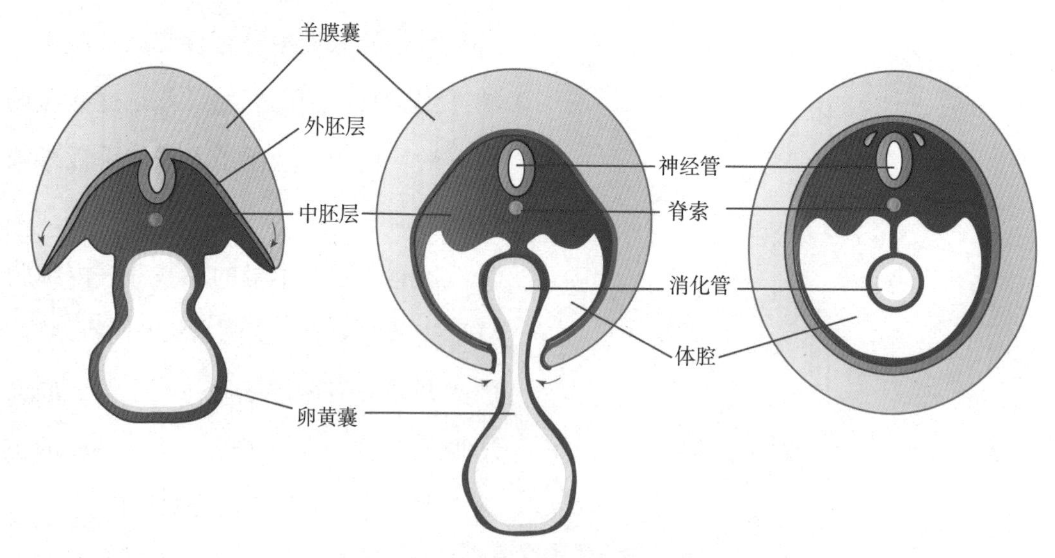

图 4–6　胚盘卷折与胚体形成

圆柱形胚体形成的同时，内、中、外三个胚层也开始了分化。表面的外胚层演变成神经系统及覆盖在体表的表皮、毛发等；内胚层演化成了身体最中央的消化和呼吸系统；而二者之间的中胚层则演化成了循环、泌尿、生殖、骨骼以及肌肉等系统。

第 8 周末，大部分器官、系统的原基已经建设完成，之后这些器官、系统在进一步发育成熟的过程中陆续开始发挥功能。最早开始干活的是循环系统，早在 3 周末的胚胎，体内的血管已经形成完整的网络，21 天时心脏开始跳动，推动着血液在全身循环。泌尿系统 12 周左右开始排尿，排出的尿液会参与羊水的构成。消化系统则通过吞咽羊水参与羊水循环。羊水的存在又是骨骼肌肉系统以及呼吸系统发育的必要保证。

胚胎不仅体内各个系统在不断分化，体表也在发生着日新月异的变化。3 个月末胎儿的外生殖器基本发育完成。3 ～ 5 个月时胎儿的身长显著增加，头和身体的比例从 3 个月时的 1 ∶ 1 变成了 5 个月末的 1 ∶ 2。除了明显长个儿，5 个月末的胎儿体表已经长出了胎毛，眉毛和头发也明显可见。6 ～ 7 个月时胎儿的眼睑张开，睫毛也长出来了，由于皮下脂肪尚少，这时候的胎儿看起来就像一个红皮肤的满脸褶子的小老头儿。妊娠的最后两个月，大量脂肪在胎儿皮下沉积，胎儿身体变得丰满圆润多了。

从受精开始到胎儿足月分娩大约需要 266 天。之后，发育成熟的胎儿将告别母亲温暖的子宫，开始新的生活。

五、你知道人类对受精卵的认识过程吗

精子和卵子结合后形成的受精卵是新生命的开始，这对于现代人来说是基本常识，那么人们是什么时候，又是怎么知道新生命是从受精卵开始的呢？

据英国科学家乔瑟芬 · 李约瑟（Joseph Needham，1900—1995）1931 年发表的《胚

胎学史》介绍，胚胎研究最早的文字记录来自古希腊有“医学之父”之称的希波克拉底（Hippocratēs，约前 460—前 377）。他利用当时流行的物理学上的热、湿度和凝固等理论解释了胚胎发育，认为胚胎来自母亲的呼吸和湿度，在火和凝固的作用下形成了骨和循环系统等。

在希波克拉底之后，古希腊著名的哲学家亚里士多德因为系统地观察过鸡胚，并撰写了《论动物的生成》一书，被大家称为“胚胎学之父”。对于生命的来源，他认为是女性的月经血被男性的精液激活以后形成了灵魂，在灵魂的指引下，形成了心脏及身体其他部分。

英国的威廉·哈维，这个提出了血液循环理论的著名生理学家，在中年以后开始了胚胎发育的研究。他认为男性的种子进入女性的子宫后，变形成了像鸡蛋一样的卵，生命由此而生。1651 年他发表了《论动物的生殖》，该书的卷首插画描绘了这样的场景：众神之王宙斯打开一个蛋，昆虫、爬行类、鱼、鸟、鹿以及人都从这个蛋里边被释放出来，蛋壳上写着拉丁文“Ex ovo omnia”，意思是万物源于卵。哈维推测所有的生命都来自于卵，但这个卵只是泛指具有生命潜能的物质，并不是真正意义上的受精卵。

1677 年，荷兰生物学家列文虎克利用自制的显微镜观察了动物以及人类的精液，他看到了在游动的带着小尾巴的“微生物”，列文虎克并不确定自己看到的是什么。是寄生虫？还是其他什么活的生物？因为当时流行的看法是，精液是通过气味刺激了女性从而产生后代的。

1695 年，荷兰的博物学家尼古拉斯·哈尔措克（Nicolaas Hartsoeker，1656—1725）也观察到了人类精液中的精子，他画了这样一幅画：精子的头部有一个预成的躬身抱膝的小人存在。哈尔措克因此被认为是胚胎预成论中精源学说的创始人。预成论认为胚胎是成体的微小雏形，胚胎发育仅仅是这个预成的雏形长大的结果，而哈尔措克认为这个雏形存在于精子中。

1668 年前后，荷兰解剖学家雷尼尔·德·赫拉夫（Regnier de Graaf，1641—1673）

观察到兔子宫中的胚泡结构。他认为这个结构并不像当时流行的观点所说由子宫分泌，而是来自于另一个器官，他把这个器官称为卵巢。之后他观察到了卵巢中的成熟卵泡（现被命名为赫拉夫卵泡），他认为那就是人们一直苦苦寻找的“卵”，他还提出“卵”离开卵巢后会进入输卵管及子宫。虽然他意识到在输卵管中观察到的“卵”要比卵巢中的“卵”小，但由于当时显微镜等条件的限制，他无法给出合理的解释。

1827 年，德裔俄国生物学家冯·贝尔（Karl Ernst Von Baer，1792—1876）在狗的卵巢中发现了真正的卵子，他还观察到了输卵管中处于卵裂阶段的胚胎，以及子宫中的胚泡。他提出了胚胎的器官是从胚层发育来的，奠定了现代胚胎学的基础，被称为“现代胚胎学之父”，但对于精子，他坚持认为那是精液中的寄生虫。

1875 年，德国动物学家赫特维希（O. Hertwig，1849—1922）以透明的海胆为材料，观察到精子进入卵子后，它们的细胞核会在 5 ～ 10 分钟内融合到一起，从而终于证实了受精卵是精子和卵子结合的结果。而且他还发现当一个精子进入后，卵子会形成卵黄膜，阻止其他精子进入，避免多精入卵。

1883 年，比利时胚胎学家贝内登（E. van Beneden，1846—1910）以马蛔虫作为试验材料研究了受精过程。他发现受精是来自精子的“半核”（染色体数目只有体细胞的一半）和来自卵子的“半核”融合的结果。他还观察到马蛔虫有一个亚种，一般的马蛔虫细胞内都有 4 条染色体，而这种亚种的体细胞内只有 2 条染色体。贝内登观察到受精卵中的 2 条染色体是分别来自于父母双方的。

1887 年，德国生物学家魏斯曼（August Weismann，1834—1914）提出生殖细胞理论，他认为与体细胞不同，精子和卵子都是生殖细胞，含有种质（遗传物质），精子和卵子通过种质将遗传特征传递给后代。而且他推测在精子和卵子成熟的过程中，要发生一种染色体数目减半的特殊的细胞分裂，当精卵相融后染色体才能恢复到正常数目。这一推测被德国的细胞学家博韦里（Theodor Heinrich Boveri，1862—1915）在 1889 年和 1890 年分别利用海胆和马蛔虫所证实，而且精子和卵子对受精卵中染色体数量的贡献是平等的。

从1677年观察到精子开始，经历了二百多年的风雨，科学家们终于证实了新生命来自男性的精子和女性的卵子结合后形成的受精卵。精子和卵子分别贡献了父亲和母亲一半的染色体，二者克服了重重困难，经历了艰难险阻，长途跋涉后终于相见并擦出了爱情的火花。受精卵这个新生命由此诞生。

第五章
后勤保障部队——胎盘和胎膜

俗话说“兵马未动、粮草先行”，说明粮草对于战事至关重要。对于胚胎发育也是如此，如何解决营养、氧气供应的问题，如何排出没用的废物，是决定胚胎是否能顺利发育的关键。就在胚胎刚满两周、各个细胞才刚刚开始有了不同分工的时候，位于外周的各种胎膜结构就迅速崭露头角，卵黄囊、羊膜、绒毛膜轮番登台亮相。脐带、胎盘虽然动作稍慢，却也不甘落后，一旦演化成形就迅速地进入角色、开始发挥功能。后勤保障部队的各位成员既各司其职又精诚合作，小心呵护着被捧在掌心的胚胎，为他遮风挡雨、输送养料、清理废物……后勤保障部队到底做了些什么，下面我们就来为你一一揭晓。

一、人的受精卵里有卵黄吗

鸡蛋里的蛋黄可以说是鸡妈妈为小鸡独自生活精心准备的礼物，那么人类的受精卵里有妈妈准备好的“蛋黄”礼物吗？答案是没有。鸡的受精卵是被包裹在厚厚的蛋壳里的，鸡胚无法透过蛋壳从外界获取营养，只能依靠鸡妈妈提前给它储备好的营养——蛋黄，提供生长发育所需的营养。人类的胚胎直接依靠妈妈通过胎盘为他源源不断地输送营养物质，随用随取不限购，所以人类的受精卵中并不需要提前储备大量的卵黄。

人类胚胎发育的过程中确实会出现一个叫作卵黄囊的结构，但它的作用并不是储存卵黄，而是参与消化系统、循环系统以及生殖系统形成过程中一些非常重要的细胞或结构的发生。

造血干细胞最早就是出现在卵黄囊壁上的，胚胎大约 3 周的时候，卵黄囊的表面出现了一个个小细胞团——血岛。血岛是体内血管和血细胞的雏形，在进一步分化的过程中，围在血岛周边的细胞形成了血管管壁，留在中间的细胞则分化成了造血干细胞。卵黄囊是胚胎最早开始造血的部位（受精后 3 ～ 5 周），到了第 6 周胚胎才开始依靠肝脏和脾脏进行造血。

卵黄囊不仅是造血干细胞，还是原始生殖细胞最早出现的地方。原始生殖细胞也是在胚胎 3 周时出现的，它们是位于卵黄囊尾侧壁上的一些比较大个儿的细胞，这些细胞出现后马上开始迁移，最终迁移到性腺中分化形成男性的精原细胞或者女性的卵原细胞。如果原始生殖细胞在迁移的过程中不小心迷了路，没有进入性腺而是迁移到了胚胎头部或者尾部等处，则会在相应的部位发展成畸胎瘤。由于生殖细胞属于多潜能干细胞，可以分化成身体内的任何一种细胞，所以形成的畸胎瘤内可以看到如毛发、肌肉、腺体等多种结构。

胚胎 4 ～ 8 周时，随着胚体的演变，原来气球一样的卵黄囊背侧逐渐缩窄成了前后细长的原始消化管。原始消化管很快演化成食管、胃、肝、胆、胰等消化系统的器官和气管、支气管、肺等呼吸系统的器官。腹侧面还会暂时存留一个叫卵黄管的结构，但最终会退化消失（图 5–1）。

尽管人类的卵黄囊里没有卵黄，但它参与了造血干细胞、原始生殖细胞、原始消化系统、原始呼吸系统原基的形成，在胚胎发育过程中发挥着不可或缺的作用。

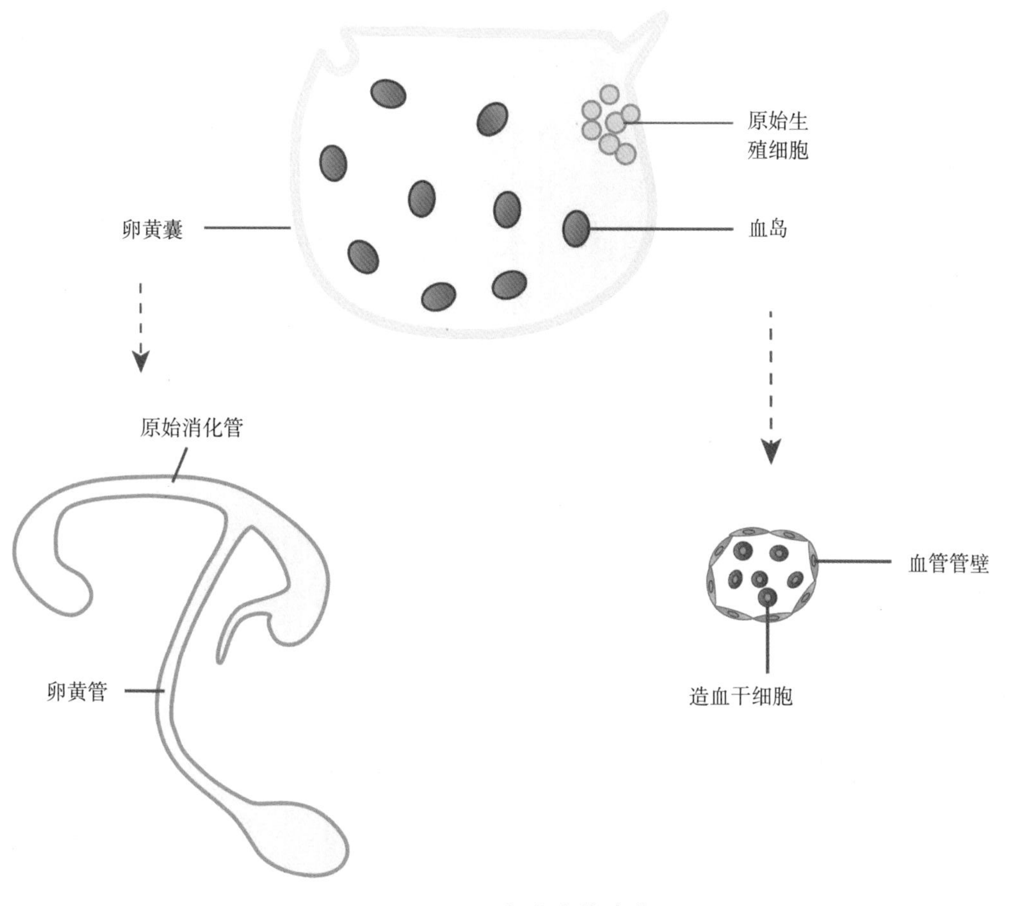

图 5–1　卵黄囊的演化

二、关于羊水你知道多少

你见过这样的场景吗？一个个刚出生不久的小宝宝，脖子上套着游泳圈，四肢欢快地在水里划动着。你会不会很好奇，宝宝们这么小，不但不怕水，还开心地玩起了水。其实我们每个人在妈妈肚子里的时候都曾经是游泳健将，都能像鱼一样在水中自由穿梭，而且还经常会吞咽周围被称作羊水的液体。那么羊水是什么？宝宝为什么要不断吞咽羊水呢？

要解释这些问题，我们先来看看羊水一词的来源。有人说羊水一词来源于古希腊语中的小羊，最初古希腊人见到小羊出生时体表包裹着一层膜，他们把这层膜命名为羊膜，羊膜里的水也就跟着被叫作羊水了。也有人说因为胎儿会从羊水中获得营养和氧气，所以羊水很可能是“养水”或“氧水”的谐音。还有人说羊水来源于中医的阴阳理论，人类生命之始离不开阳，“羊”“阳”相通，因此把人类生命起源之水称为羊水。

那么胎儿为什么要生活在羊水当中呢？毕竟我们出生之后都是生活在陆地上的呀！大家都知道生命起源于海洋，从最初的单细胞生物到鱼类都生活在水里。虽然从两栖动物开始，生命逐渐从海洋走向陆地，但无论是爬行动物、鸟类还是哺乳动物，机体内的每一个细胞还是像单细胞生物一样，是生活在与海水十分相似的体液环境中的。生活在羊水中的胎儿，就像又回到了生命起源的最初，重新体验着物种进化的过程。

在妈妈做各种动作的时候，羊水能很好地减少振荡对胎儿的冲击。如果没有羊水的话，胎儿随着妈妈的动作不停地“起步”“加速”“刹车”，肯定整天都处在头晕目眩的状态了。而且，带着妈妈体温的羊水还会持续温暖着不能很好地自主调节体温的胎儿。不仅妈妈利用羊水保护着胎儿，胎儿也十分勤奋地利用着羊水在妈妈的子宫中加紧训练，为出生后独自面对大千世界做好各项准备。胎儿在羊水中不断地踢腿出拳、锻炼着自己的运动系统；胎儿还会时不时地吞咽羊水，不是馋了、渴了，而是在刺激消化系统和呼吸系统的发育。吸入肺里的羊水，通过机械冲击力帮助原始细胞分化成肺部至关重要的两种细胞：Ⅰ型和Ⅱ型肺泡细胞。Ⅰ型肺泡细胞是呼吸时气血交换屏障的重要组成部分，Ⅱ型肺泡细胞则肩负着产生降低肺泡张力的表面活性物质的重任。如果细胞分化得不好，出生后新生儿将会面临呼吸困难甚至死亡的危险。

羊水如此关键，它是从哪里来的呢？妊娠早期羊水一部分来自羊膜细胞的分泌，一部分来自母亲子宫中的液体扩散，还有一部分来自胎儿的皮肤扩散。羊水的吸收也是通过扩散方式回到胎儿和母亲体内的。到了妊娠中晚期，羊水主要来自胎儿泌尿系统产生的尿液和消化、呼吸系统上皮细胞分泌的液体。而羊水的吸收则由胎儿的消化系统通过大量吞咽羊水来完成。随着不断地分泌和吸收，每 3 小时羊水就能更新一遍（图 5–2）。

接近足月时羊水量大约为 1 000 毫升，如果少于 400 毫升称为羊水过少。羊水过少的话，母亲的子宫壁与胎儿之间没有足够的缓冲，会导致胎儿的颜面和肢体等受到压迫而变形，出现面部扁平、耳朵位置过低、髋关节脱位、马蹄内翻足等问题。最严重的还不是外形的改变，而是胎儿的肺不能正常发育，导致出生后因呼吸困难而死亡。

羊水过少是哪儿出了问题呢？妊娠中晚期羊水主要来自胎儿的尿液，如果胎儿因天生缺乏肾脏而无法产生尿液，或者由于排尿管道不通而使肾脏产生的尿液不能排出体外，就会引起羊水过少。另外，外伤也可能使羊水出现渗漏，导致羊水过少。

羊水少于 400 毫升算过少，那么多于多少算过多呢？答案是 2 000 毫升。羊水过多也意味着胎儿或者母亲可能出现了问题。比如胎儿的消化管道闭锁，不能正常地吞咽羊水，或者是胎儿神经

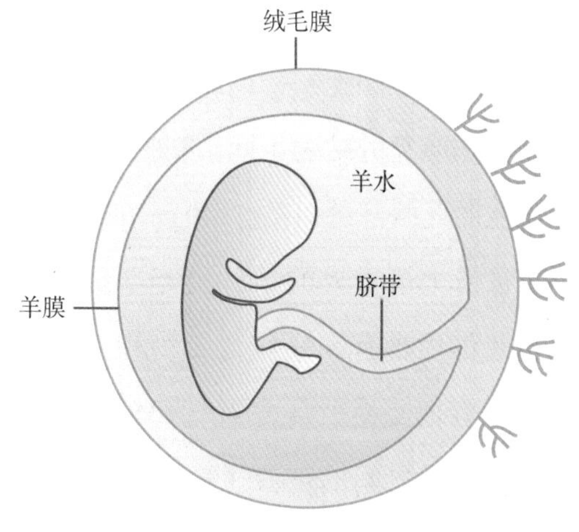

图 5–2　羊膜和羊水

系统发育出了问题，无法指挥消化管道完成吞咽动作，这些都会导致羊水过多。母亲的妊娠糖尿病如果控制得不好，大量的糖分进入胎儿体内，也会引起胎儿的多尿，从而导致羊水过多。

不仅羊水的体积，羊水的质量也会反映胚胎的生长状况。胎儿在生长的过程中，体表或体内会有一些细胞脱落到羊水中，胎儿分泌的激素和合成的蛋白质也会进入羊水中。医生可以在 B 超的引导下抽取少量的羊水，进行细胞培养或生化分析，以判断胎儿的遗传背景或健康状况，例如可以通过核型分析了解胎儿是否有染色体的缺失或者重复、是否携带某些致病基因等。甲胎蛋白含量也是一个重要指标，神经管未能正常闭合的胎儿，其羊水中甲胎蛋白含量会高于正常值，而 21 三体胎儿的羊水中甲胎蛋白的含量则低于正常值。通过诊断性羊膜穿刺这种重要的产前诊断方法，医生可以尽早发现有严重问题的胎儿，并做出干预。

三、脐带为什么被称作“生命线”

胎儿既没有鳃，肺又在出生后才发挥功能，那么胎儿在子宫内是怎么获得氧气和排出二氧化碳的呢？帮助胎儿完成气体交换这项重任的，是一个由母体和胎儿共同形成的叫作胎盘的结构，而负责把氧气运输到胎儿体内的，是一端连接在胎盘，另一端连接在胎儿脐部的一条长 50 ～ 60 厘米的脐带。

脐带中最重要的结构就是 3 根血管——2 条脐动脉和 1 条脐静脉。脐动脉负责把胎儿体内含有大量代谢废物和二氧化碳的血液运送到胎盘进行物质交换，而脐静脉则负责把交换后富含氧气和营养成分的血液输送回胎儿体内。这 3 根血管是架在母亲和胎儿之间的重要生命通道（图 5–3）。

医生可以通过多普勒超声观察脐带内的血流情况，如果胎儿出现缺血、缺氧的情

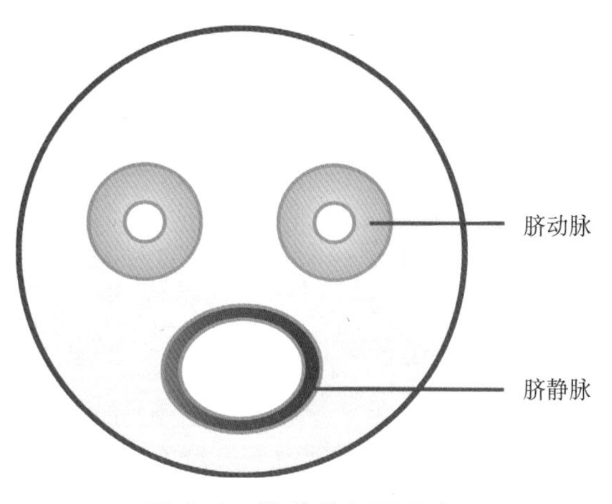

图 5–3　脐带横切面示意图

况，脐血流的速度会出现改变。多普勒超声还可以帮助医生发现一些脐带异常，比如脐带中只有 1 条脐动脉和 1 条脐静脉，缺少了 1 条脐动脉，这就提示医生需要进一步检查胎儿是否存在心血管系统或者肾脏等的异常。有些胎儿的脐带比较长，当它在羊水中活动时，脐带可能会缠绕在胎儿的肢体部位或者颈部。多数情况下，随着胎儿的活动，缠绕的脐带会松开；但偶尔也会越绕越紧，甚至打成个死结，这时胎儿会因为生命线被切断，而出现胎死宫内这样令人惋惜的场景。

新生儿出生后发出的第一声啼哭，标志着他开始用自己的肺来呼吸了。这时候连接在新生儿和母亲之间的脐带就完成了它的使命，准备退出历史舞台了。医生会在距离新生儿腹部几厘米的地方结扎并剪断脐带，这几厘米的脐带在 7 ～ 10 天会干涸脱落，新生儿腹部就留下了肚脐眼。每个人的肚脐眼形状都不太一样，有的向内凹，有的向外突。这并不是医生特意给孩子设计的，而是脐带脱落后自然形成的。

小贴士　脐血干细胞

剪断后的脐带靠近胎盘的一侧还很长，可以从中抽取到一定量的胚胎干细胞，特别是造血干细胞，通过干细胞移植可以治疗部分白血病、淋巴瘤、恶性贫血等血液系统疾病。1988 年法国医生首次利用脐带血移植的方法成功地救治了一位患有范可尼贫血的患者。与最常用于移植的骨髓干细胞相比，脐血干细胞更容易采集、免疫原性（引起免疫排斥的风险）和携带病毒的概率也更低，因此脐血干细胞被认为是干细胞移植很好的来源，越来越受到医学界的重视，很多地方建立了脐血干细胞库。

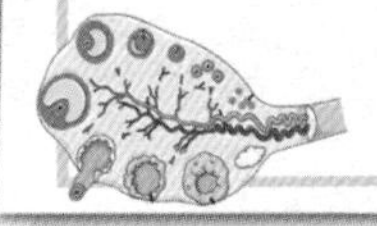

四、胎盘为什么被称作“中转站”

胎盘是母亲和胎儿之间进行物质交换的重要结构，由母亲和胎儿共同建造完成。胎盘的胎儿部分有密密麻麻的绒毛，脐带中脐血管进入胎盘后就在绒毛内反复分支，形成丰富的毛细血管网，为与母亲进行物质交换做好准备。胎盘的母体部分由胚胎植入位点附近的子宫内膜构成，随着胚胎植入，子宫内膜的结构不断被胚胎滋养层细胞侵蚀破坏，留下许多空隙，称为绒毛间隙。子宫内膜中的动脉被滋养层细胞改造修饰后直接开口于绒毛间隙，母亲的血液就从这些开口处进入绒毛间隙，之后再从同样开口于绒毛间隙的子宫内膜静脉回流到母亲体内。胎儿的绒毛浸泡在绒毛间隙内母亲的血液中，从中获取营养和氧气，排出代谢废物和二氧化碳（图 5–4）。胎盘中有分别来自母亲和胎儿的非常丰富的血液。胎儿的血液流淌在绒毛内胎儿的血管中，绒毛间隙中则是来自母亲的血液，二者之间虽然靠得很近但是并不相互混合，有一层叫作胎盘膜的结构有效地将二者分隔开（图 5–5）。在胎儿长到 5 个月之后，他对氧气和营养的需求越来越旺盛，胎盘内绒毛的数量和绒毛内血管的数量都会大幅增加。与此同时，完成气体交换要通过的胎盘膜则变得越来越薄，薄到只剩一层合体滋养层细胞胞质和一层血管内皮细胞。薄薄的胎盘膜既有利于氧气和二氧化碳的迅速交换，又可以避免母亲和胎儿的血细胞混合。这就是为什么母亲和胎儿的血型可以不同却不出现溶血反应的原因。

胎盘是母亲和胎儿之间一个非常重要的“中转站”，母亲的血液带来大量的氧气和丰富的营养（例如氨基酸、单糖、脂类、无机盐离子等）供胎儿生长所需，而胎儿则将代谢废物和二氧化碳等运送到胎盘，请母亲把它们运走。除了氧气和营养，母亲

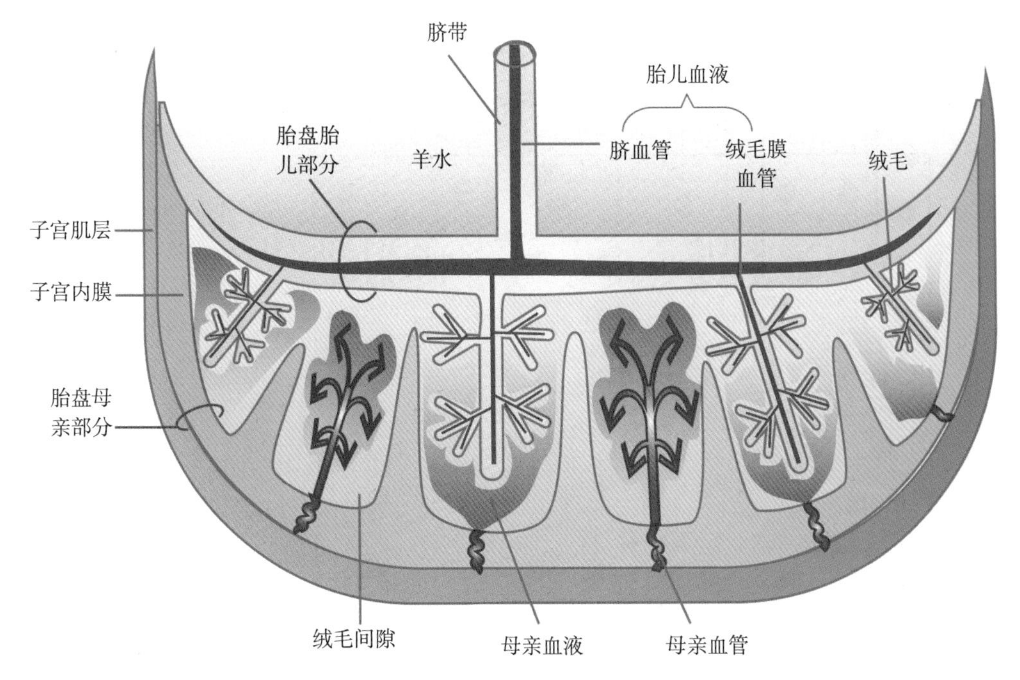

图 5–4　胎盘结构示意图

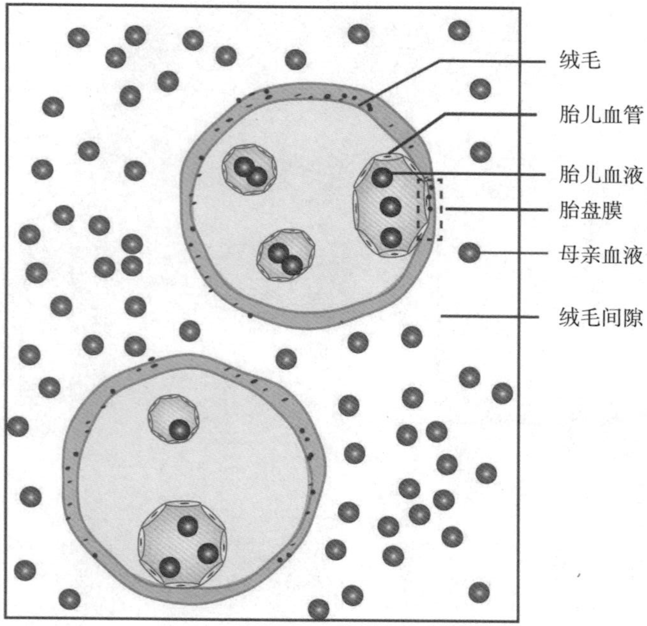

绒毛
胎儿血管
胎儿血液
胎盘膜
母亲血液
绒毛间隙

A. 胎盘局部放大示意图

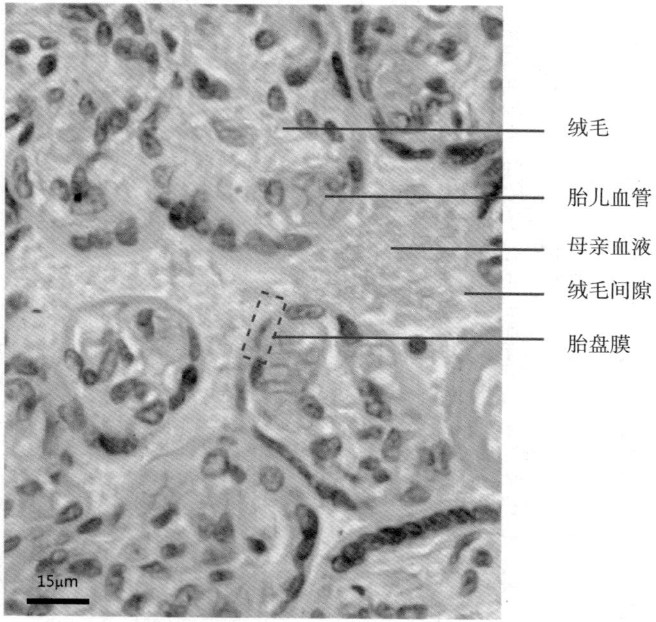

绒毛
胎儿血管
母亲血液
绒毛间隙
胎盘膜

15μm

B. 足月胎盘组织光学显微镜照片

图 5–5　胎盘膜

自身的一些小分子抗体例如免疫球蛋白 G 也可以通过胎盘膜进入胎儿体内，为孩子出生后面对外界的病原微生物提前做些准备。但这并不是说来自母亲的营养物质越多越好，也不是说来自母亲的营养物质对胎儿全都是有益的。一些患有糖尿病的母亲，若妊娠期间没能控制好血糖的话，过多的糖分会进入胎儿体内，可能导致胎儿出现神经系统或者循环系统的异常。还有一些病原微生物，例如风疹病毒、巨细胞病毒、弓形虫和梅毒螺旋体等，它们可以穿过胎盘膜进入胎儿体内，对胚胎发育造成影响。母亲服用的一些药物如病毒唑、华法林钠等也会通过胎盘造成胎儿的畸形。因此，母亲要尽可能地保证运送给胎儿的物质的质量和数量。胎儿并不只是被动地衣来伸手饭来张口，它还会主动地合成、分泌一些雌激素和孕激素，这些激素通过胎盘进入母亲体内可以帮助维持妊娠。

胎儿足月分娩之后的 15 分钟内，胎盘也会与母亲的子宫分离，排出体外。这时我们看到的胎盘是一个圆盘状的结构，中间厚，周围薄。足月的胎盘直径有 15 ～ 20 厘米，质量大约是新生儿体重的 1/6，也就是说一个 3 千克的新生儿，他的胎盘质量在 500 克上下。质量过大或者过小的胎盘都提示着妊娠过程可能出现过问题。孩子出生后，大夫除了要称量胎盘的质量，还要查看胎盘的边缘是否完整，是否还有尚未从母体娩出的部分，如果有则需要尽快将其从子宫中取出，因为一旦有残留，那么母亲的血管会直接开口于胎盘的绒毛间隙，这会导致母亲产后大出血，严重时会危及生命。

小贴士 胎盘的命运

生活在野外的哺乳动物，母亲会把分娩出来的胎盘吃掉，以便有更多营养转化成乳汁，去满足嗷嗷待哺的宝宝们。生活在现代社会的人类，又是怎么处理胎盘的呢？有些地方人们会根据当地习俗，把胎盘埋在树下，以希保佑孩子平安长大；有些地方人们会把胎盘煮成食物，为产妇滋补身体。我国中医里有一味叫紫河车的药材，就是由胎盘制作的，据说有补肾益精、补血补气、抗衰老的疗效。而国外有些研究显示，服用胎盘制作的胶囊，在产妇的情绪调节和疲劳解除等方面并没有显著功效。也有研究显示，与脐带一样，胎盘中有许多胚胎干细胞，数量要比脐带中的多。如果能找到合适的方法富集这些胚胎干细胞，那么对于干细胞移植来说，无疑又多了一个来源充足的“供货渠道”。

第六章
看我七十二变——器官、系统的发育过程

被后勤保障部队精心呵护的胚胎，饿了有饭吃、渴了有水喝，没了后顾之忧，就开始一心一意地修炼起自身的本领来。1周大的时候还是圆头圆脑、长得没啥特点的内细胞群，转眼不到2个月，就像会七十二变的孙悟空一样，各个系统都各显神通、有模有样了起来。胚胎的外观也从和鱼、青蛙、蜥蜴、天鹅、老鼠等的胚胎类似、“傻傻地”分不清楚，到尽管看着还有点像外星人，但至少也是“人”的模样了。快来看看胚胎在妈妈肚子里是怎么“七十二变”的吧！

一、心脏的两房两室是怎么发育来的

心脏是我们体内血液运输的动力器官，它的重要性不言而喻。全身的细胞几乎都要靠血液帮忙运输氧气与养料，带走代谢废物。正常人的心脏由四个“房间”（腔室）组成：左心房、右心房、左心室、右心室。心房负责回收血液，输送到心室，心室收缩力大，将血液泵出心脏。左心中流淌的是经过肺循环气体交换后的动脉血，它将氧气运送到全身细胞（体循环）后变成静脉血回到右心房，右心室将这些静脉血泵到肺再次进行气体交换（肺循环），转换为动脉血后再回到左心房。这就是我们成人体内血液循环的过程（图 6–1）。

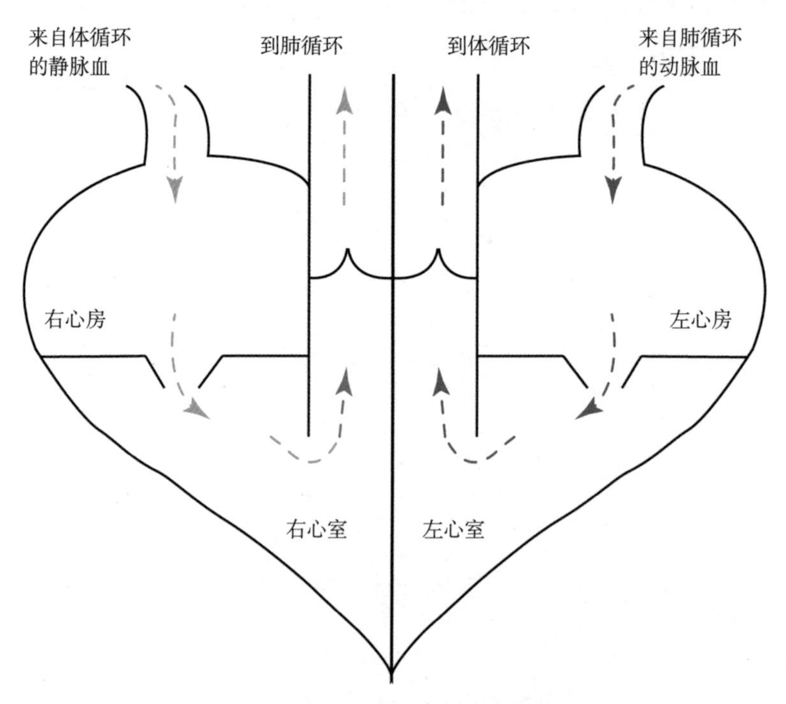

图 6–1　成人体内血液循环过程示意图

但是在胚胎早期，心脏却没有这样的分隔。受精后大约 18 天时，心脏刚刚形成，是条管状的结构，又叫作心管。21 天左右，管壁的心肌开始收缩，它的收缩可以推动血液前行。随着胚胎的继续发育，这条心管不同的部位发生膨大，并且出现卷折，从外观上就变成了由膨大的静脉窦、心房、心室、心球顺序连通的近似“U”型的结构：静脉窦和心房靠背侧，心室在下方，心球在腹侧偏上（图 6–2）。经过了这样的卷折，心房迁移到上面，心室位于下面，二者之间相对缩窄，称为房室管。

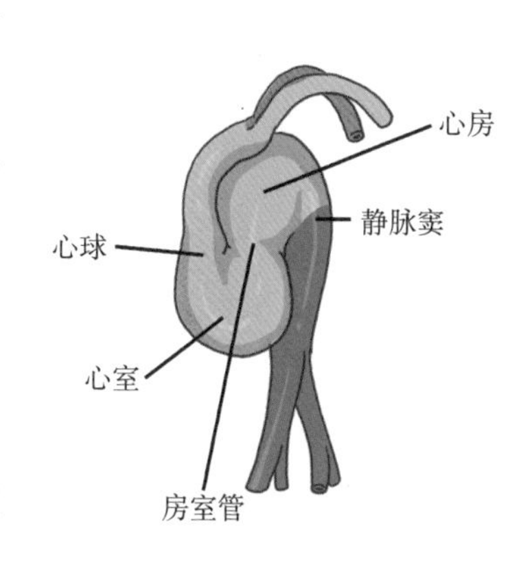

图 6–2　心管外形

这时，在房室管的内壁出现组织增生隆起，形成一个背腹方向走行的心内膜垫，把心房、心室交界的部位分成了左右两侧。然后分别在心房和心室之间形成纵隔，称为房间隔与室间隔，朝向心内膜垫方向生长并与之相融合，将我们的心脏分隔成了“四居室”（图 6–3）。与心房直接相连的静脉窦参与到右心房中，与心室直接相连的心球形成了与左、右心室分别相连的主动脉和肺动脉根部。这样，我们的心脏就具备了行使循环功能的结构基础。

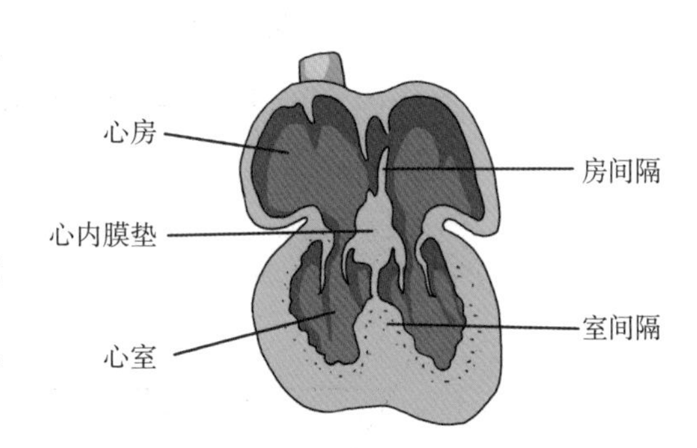

图 6–3　发育中心脏冠状切面

和出生后不同的是，胎儿还在妈妈肚子里的时候完全浸泡在羊水里，是不能通过肺的呼吸来进行氧气交换的，全部的氧气及营养物质都来自于胎盘。胎儿的血液经由脐动脉运送到胎盘，和母体血液进行氧气和营养物质的交换，交换完成后的动脉血通过脐静脉运回胎儿心脏的右心房。这时，如果血液按照出生后的循环途径直接进入右心室的话，下一步就是通过肺动脉到达肺而不是全身，全身就不能迅速获得氧气和营养物质了。所以在胚胎时期，左、右心房分隔的时候留下了一个窗口——卵圆孔。这个窗口有一个单向瓣膜的结构，右心房的血液可以通过这个窗口，推开瓣膜，进入左心房。而当血液想要从左心房向右心房流动时，压力会将瓣膜贴附在窗口上，阻挡这种反向的流动。这样，右心房中从脐静脉来的富含氧气和营养物质的动脉血，绝大部分都通过卵圆孔直接流到左心房，从左心房到达左心室，然后被泵到主动脉中再运输到全身，供给细胞生存与组织发育需要的物质。由于右心房接受的血液除了来自脐静脉，还有来自胎儿体循环的静脉血，所以即使有这样的窗口存在，最终从胎儿主动脉流到全身的血液绝大多数都是动、静脉混合血，血液的含氧量远远低于出生以后（图 6–4）。

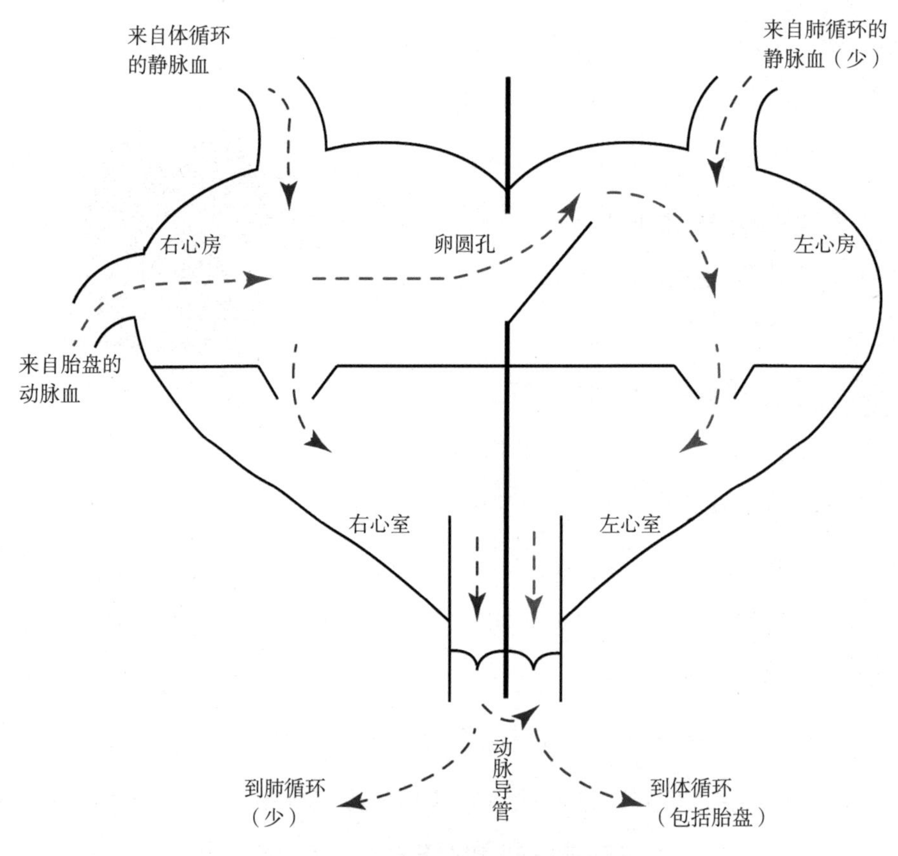

图 6–4　胎儿血液循环过程示意图

当胎儿出生后，医生会剪断脐带，脐静脉就不能再将胎盘交换后的动脉血运输到右心房了，右心房血液明显减少，压力下降，低于左心房的压力，卵圆孔瓣膜就被压在卵圆孔上了，我们把这个过程叫作卵圆孔的闭合。慢慢地，瓣膜的组织和卵圆孔周围的组织会长到一起，完全融合，只留下一个浅浅的凹陷——卵圆窝。左、右心房就完全分隔开了，不会再有心脏内部左、右心房之间的血液交换。这时，我们的动、静脉血各行其道，不会在心脏内相混合，进入到了前面提到过的成人血液循环模式。

二、 消化系统是怎么形成的

胎儿在出生前，一直浸泡在羊水中，不用通过主动进食获得营养物质。从脐带进入胎儿身体内的血液，会携带着在胎盘交换好的营养物质，供给胎儿的健康生长与发育。但是，妈妈这种无私的供给只存在于出生前，一旦出生，医生剪断脐带后，妈妈和胎儿之间的直接联系不复存在。因此胎儿在妈妈肚子里虽然不用自己吃东西，但必须要把未来生存所需要的器官、系统都提前准备好，例如消化系统。

在胚胎 4 周时，扁平的胚盘通过卷折，形成圆柱形的胚体。在这个过程中，卵黄囊顶部卷折到胚体内，形成一条贯穿胚体长轴的封闭管道，叫作原肠，原肠就是消化系统的雏形。原肠的最头端叫作口咽膜，最尾端叫作泄殖腔膜，它们都非常薄，在胚胎 4 周初和 8 周末时，口咽膜和泄殖腔膜分别破裂，原肠与羊膜腔相通。这两个部位也就是未来的消化道的头尾：口和肛门所在的部位。

人胚胎的原肠可以分为三个部分，头端部分叫前肠，尾端部分叫后肠，与卵黄囊相连的中段叫中肠。前肠主要分化为咽、食管、胃、十二指肠的上段，开口在十二指肠的肝、胆、胰腺这些消化腺以及喉以下的呼吸系统。中肠紧挨前肠，分化形成十二指肠中后段、空肠、回肠、大肠中的盲肠、阑尾、升结肠和横结肠的右侧

2/3肠管。后肠是原肠的最末端，分化形成横结肠左侧的1/3肠管、降结肠、乙状结肠、直肠一直到肛管上段（图6–5）。

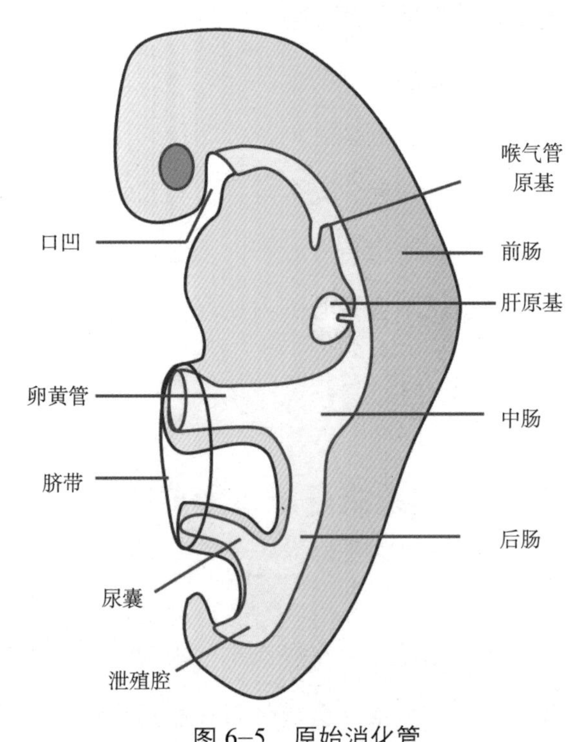

图6–5　原始消化管

成人的消化管总长6～7米，其中从门牙到胃出口部长约75厘米，小肠长4～5米，结肠长约1米，直肠长20～25厘米。除口腔与咽外，消化管管壁一般都可分为4层，由里向外依次为黏膜、黏膜下层、肌层和外膜。黏膜中的上皮以及消化腺中的上皮细胞都由内胚层形成，而其余结构由脏壁中胚层分化而来。黏膜经常分泌黏液，使腔面保持滑润，还可以使消化管壁免受食物和消化液的化学侵蚀和机械损伤。消化管有的部位上皮下陷，形成各种小消化腺，分泌富含酶的消化液。大部分消化管黏膜均形成皱褶，小肠黏膜的皱褶上还有指状突起——小肠绒毛。这些结构使消化管的内表面积大大增加，有利于吸收，故黏膜层是消化和吸收的重要结构。食糜在消化管运行的过程中，不断地和消化液混合，在消化酶的作用下分解成能够被吸收的分子。然后这些分子由小肠黏膜的上皮细胞吸收，再运送到上皮下方的毛细血管、淋巴管中，进入血液循环，供给全身各处的细胞。

当我们还在妈妈肚子里时，消化系统的各个器官逐渐发育，逐步具备了未来成体的基本结构。小胎儿还会主动地练习吞咽动作，刺激消化器官的功能成熟。但他吞咽的物质只有羊水，里面含的有形成分很少，因此不能通过自己的消化系统获得必需的营养元素。即使出生后，婴儿的消化系统也还很不完善。新生婴儿的食管很短，食管

小贴士

在生物进化过程中，原肠最早出现在腔肠动物中，例如水螅。水螅的消化系统也是由内胚层围成，但它的原肠有口，没有肛门，消化后的食物残渣也由口排出。这种消化系统称为不完全消化系统。进化到线形动物时，例如铁线虫，其运动能力增强，消化系统进一步分化，不仅有口还出现了肛门的结构。食物在消化管内可沿口向肛门进行单一方向移动。消化管本身也出现一系列形态和功能的分化，有些部位出现了膨大，可以暂时贮存食物，这就使动物可以在短时间内摄入大量食物，不再需要连续进食，从而可以腾出时间去寻找新的食源。脊椎动物的消化系统高度分化，形成了消化管和消化腺两大部分。咽之后的肠管，逐渐分化成一系列在解剖上和功能上可以区别的区域，即食管、胃、小肠、大肠、肛门。不同的物种各个器官的比例和特征有所不同，例如鸟类的肠相当短，直肠极短，不贮存粪便，这种结构是对飞行活动的适应。

末端的贲门括约肌功能也不成熟，因此当胃内压力增加时很容易发生胃内容物的反流。如果你注意观察，会发现小婴儿喝完奶后很容易吐奶，有经验的妈妈通常会把婴儿竖抱，轻轻拍背，排出喝奶时吞进的气体，降低胃内压力，减少吐奶的发生。婴儿消化道分泌的消化酶量也比较少，摄入成人的食物后并不能很好地消化，因此容易发生腹泻、便秘等。但婴儿的消化管管壁较薄，因此，只要是摄入他能消化的食物，比如母乳，就很容易吸收，可以促进婴儿的迅速生长。随着小宝贝长大，他的消化系统也逐渐成熟，就可以逐渐从吃奶过渡到吃固体的食物了。

三、 呼吸系统是怎么形成的

呼吸系统包括鼻、咽、喉、气管、各级支气管和肺。其中，咽以下的器官全部起源于前文提到过的前肠。前肠的最头端，形状像个扁漏斗，叫作原始咽，未来会演变成口腔和咽喉部的结构。当胚胎长到第 4 周时，在原始咽的尾侧端出现了一个纵行的小凹陷，叫作喉气管沟。它扩大后就形成了喉气管憩室，它在原始咽的开口以后就演变成为喉口，也就是气管开口。这个憩室还会不断向腹侧、尾侧延伸，慢慢分出左、右两个分支，就像春天的小树不断长出新枝一样，它们也不断分支，越分越细小，形成一棵“支气管树”：树干就是气管，左、右两个分支分别叫作左、右主支气管，其上再有逐级细小的分支（图 6–6）。等胚胎长到第 24 周时，有一些小分支的末端会长出“小叶子”——肺泡样的结构，只有这些“小叶子”部位的上皮，才可以薄到能够完成气体交换，其余的分支都没有这个功能。

这时的胚胎还在羊水中快乐地游泳，因此是不会有气体进入它的肺里的。胚胎一边游泳，一边尝试去扩张胸廓，练习吞咽及呼吸运动，使羊水进入到肺中。这些羊水可以帮助撑开更多的“小叶子”，“小叶子”数量越多，出生后婴儿的生存能力就越强。羊水还能促进上皮中分化出Ⅱ型肺泡上皮细胞，它们能够分泌肺表面活性物质，调节肺泡的表面张力，保证出生后肺泡接触到空气时，不会因为表面张力过大而出现塌陷。“小叶子”和肺表面活性物质的数量，都会随着胎儿的生长逐渐增多，尤其是 36 ～ 38 周的时候，算是最后的冲刺了，胎儿尽可能贮备好能够完成气体交换的结构和物质，所以如果胎儿能在这个时间或以后出生，那么肺都是处于优良状态的，一旦接触到空气，能迅速地开始进行气体交换，从空气中获得足够的氧气，成为一个健康

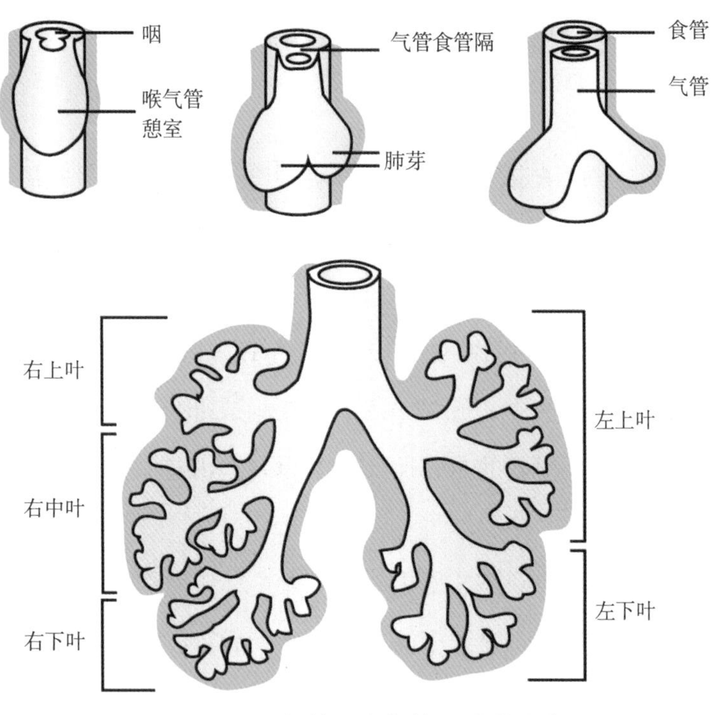

图 6–6　气管、支气管及肺的发育

的宝宝。如果由于种种原因，胎儿在 28 ～ 35 周时就提前离开了妈妈的子宫，那么“小叶子”和肺表面活性物质都不够，婴儿很容易出现缺氧，而缺氧又会导致细胞损伤，进一步加重缺氧的状况，形成恶性循环，婴儿会有生命危险，所以很多提前出生的宝宝都需要监护一段时间，才能开始正常的生活。当然，如果在胚胎发育的过程中，遇到气道梗阻、羊水过少、Ⅱ型肺泡上皮细胞发育不良甚至神经系统发育异常，导致胎儿不能正常练习呼吸运动等，都可能造成肺的发育不良，出现出生后缺氧。

即使是足月的新生婴儿，肺内肺泡数量也是很少的，约有成人成熟肺泡数量的 5%，而另外 95% 的成熟肺泡，都是等婴儿出生以后到 8 岁左右，才逐渐发育成熟的，这时的“支气管树”才能长成一棵枝繁叶茂的大树。所以有人认为，婴幼儿时期适当的哭闹，可以增加呼吸运动，促进肺泡发育，你觉得有道理吗？

四、 肾脏是怎么形成的

人为什么要尿尿呢？尿液其实是血液在肾脏中进行滤过、重吸收后形成的液体，经过输尿管道排出体外。尿液中溶解了很多身体的代谢废物，所以泌尿的过程可以说是清除血液内代谢废物的过程。同时，通过尿液还可以排出体内多余的水分或盐分，达到调节体内水、盐及酸碱平衡的目的。当胎儿在妈妈肚子里的时候，大约 12 周时肾脏开始产生尿液排到羊膜腔中，成为羊水的重要组成部分。但这时的胎儿并不是靠自己排尿来清除代谢废物，更多的是靠胎盘在与母亲血液进行物质交换的过程中清除代谢废物。

在胚胎形成后的第 4 周初到第 5 周末时，胚胎内体腔背侧的中轴线两旁，从头端到尾端，先后由间介中胚层分化发育出前肾、中肾和后肾的结构（图 6–7）。

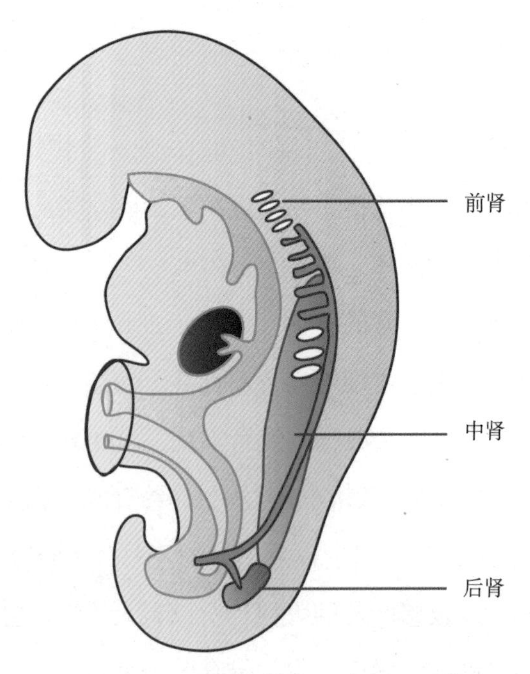

图 6–7　胚胎的前肾、中肾、后肾

人类的前肾是没有功能的，只是一个短暂出现的结构，重演了种系的发生。所有脊椎动物在胚胎时期都有前肾出现，但只有鱼类和两栖类动物的胚胎时期，前肾才有功能。成体中前肾有功能的仅限于少数动物，如属于圆口纲的盲鳗。每一侧的前肾由许多排泄小管和一条前肾导管组成。排泄小管的一端开口于体腔，开口处膨大呈漏斗状，生长着纤毛，称为肾口，可以直接从体腔内收集代谢废物。在肾口附近还有由血管丛形成的血管球，它们利用滤过血液的方式，把血液中的废物排出，送入排泄小管中。排泄小管的另一端与前肾导管相通，它的末端通到体外，可以把滤过的液体排出体外。

多数的鱼类与两栖类动物的成体中行使功能的是中肾。这时的排泄小管的肾口已退化，不再直接与体腔相通，我们称为中肾小管。靠近肾口附近的中肾小管末端变为盲端，膨大内陷成为双层的囊状结构，叫作肾小囊，肾小囊把血管球包入其中，共同形成肾小体。肾小体和其余部分的中肾小管一起组成一个泌尿的基本结构单位，称为肾单位。人类胚胎也有这样的中肾发生，在后肾发生前具有短暂的泌尿功能，这时的前肾导管改称为中肾管，其末端开口到泄殖腔，泄殖腔膜破裂后，尿液可以排到羊膜腔中，成为羊水的一部分。到胚胎 2 个月末时，绝大多数的中肾小管退化，仅男性胚胎保留一部分中肾小管，衍变为男性附睾中的输出小管，而中肾管衍变为男性的输精管道。正常的女性胚胎是没有中肾组织遗迹的。

输尿管芽是在中肾管的尾侧生长出来的一个盲芽，而中肾管又开口在泄殖腔，因此，输尿管早期是通过中肾管和泄殖腔相通的。泄殖腔未来发育形成膀胱和尿道，中肾管的末端也逐渐融合到膀胱壁中，这时的输尿管就单独开口于膀胱了。男性中肾管形成输精管的结构，它们也单独开口于紧挨膀胱的尿道前列腺部。这也是男性的生殖管道与排尿管道有共用结构的原因。

人类最终行使泌尿功能的是后肾，也就是肾脏。输尿管芽的细胞分泌一些生长因子或其他信息分子，诱导它背侧的间介中胚层形成一个细胞团块，叫作生后肾组织，生后肾组织包绕着输尿管芽的末端（图 6–8）。然后输尿管芽不断地延长，形成输尿管的结构。输尿管的末端不断分支，形成肾内的输尿管道，也就是肾盂、肾大盏、肾小盏，一直到集合管（图 6–9）。集合管的末端呈“T”形分支，周围的生后肾组织先形成中空的小泡，然后衍变成“S”形的小管，就是未来的肾小管。肾小管的一端为盲端，膨大后内陷，形成双层的肾小囊，肾小囊与被它包绕着的毛细血管球共同形成了肾小体。肾小管的另一端和集合管相通。集合管开口在肾锥体的尖端，将尿液引流到肾小盏。肾小管的中央部分继续延长，分化形成肾的近端小管、细段（位于近端和远端之间，直径最细）和远端小管，这样完整的肾单位就形成了。从肾小体的毛细血管滤过形成的原尿进入肾小囊，流经各段肾小管进行重吸收以及再排泌，然后进入集合管进行进一步的重吸收，最后由肾小盏、肾大盏、肾盂进入输尿管（图 6–10）。人体每侧的肾脏大约有 200 万个肾单位，靠近肾脏深部的肾单位先形成，随着集合管向肾脏的浅层延长并且不断分支，诱导周围的生后肾原基不断形成新的肾单位，由深到浅，最终形成百万数量级的肾单位。

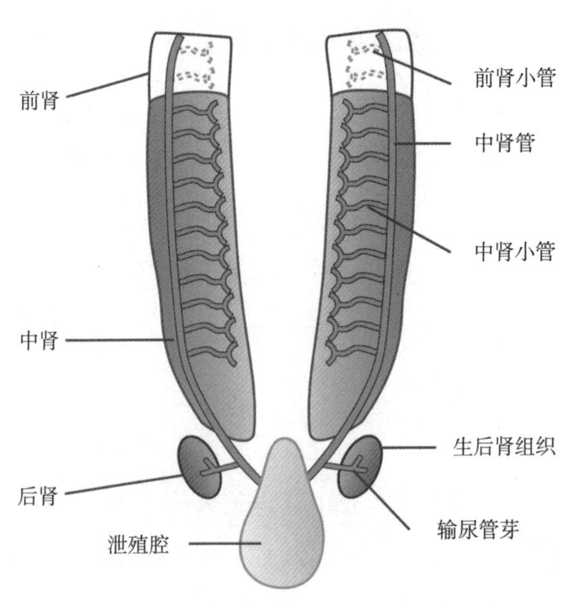

图 6–8　胚胎的前肾、中肾、后肾结构图

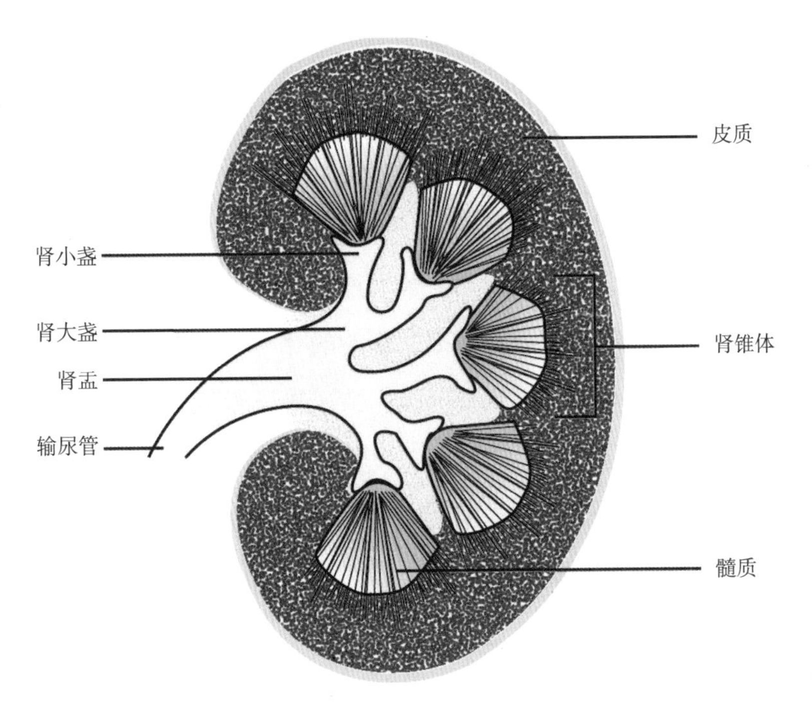

图 6–9　肾冠状面模式图

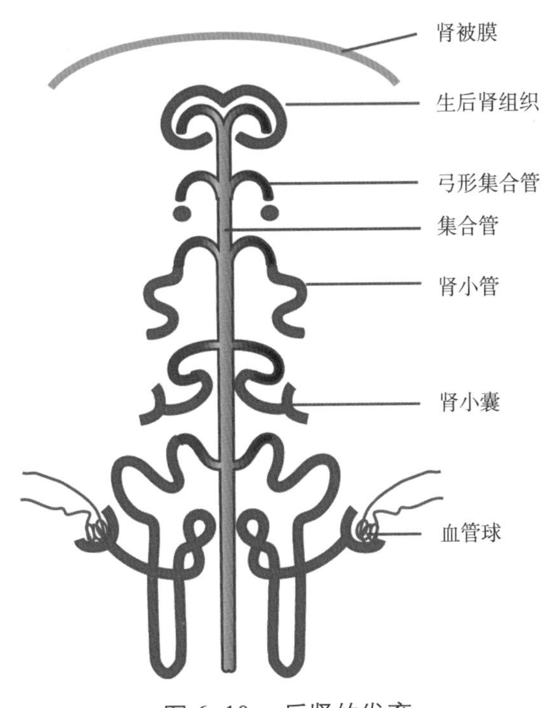

图 6–10　后肾的发育

我们的后肾最初是在中肾管尾侧端产生的，所以胚胎 6 周时，肾脏的位置还在盆腔，随着输尿管的延长，肾的位置逐渐上移。到第 9 周时，肾脏到达胚胎腰部，位于肾上腺下方，也就是成人肾脏的位置。也有一些胚胎，肾脏没能到达正常的位置，而停留在盆腔，或者两侧肾脏的下极发生融合，变成一个大的“U”形肾，又叫作“马蹄肾”。如果仅仅是位置、外形的异常，而肾脏的组织结构以及血管、肾内输尿管道都正常的话，那么泌尿功能是不会受很大的影响的。

如果一些遗传因素或者外界的致畸因素，造成输尿管芽不能正常形成，或者输尿管芽虽然形成了却不能诱导生后肾组织形成完整的肾单位结构，都会导致单侧或双侧肾脏不发育或发育不良。由于 12 周后胚胎尿液逐渐成为羊水的重要组成部分，所以如果胚胎有肾脏发育不良，那么羊水量就会相对减少，而羊水又对呼吸系统中肺的发育具有重要的作用。严重的肾脏发育不良，尤其是累及双侧肾脏的，当胚胎在妈妈肚子里时，可能除了羊水过少，并没有太多的其他表现，因为胚胎的代谢废物清除和气体交换都是靠胎盘完成的。但是一旦出生，失去了胎盘的支持，婴儿就会面临极大的生存挑战，因为不仅有肾脏发育不良的可能，还有可能合并有肺发育不良，出现气体交换不良、缺氧，很容易导致死亡。

五、 人体的“司令部”是怎么形成的

从生理功能上来说，人体中有运动、呼吸、循环、免疫、消化、内分泌、泌尿、生殖以及神经系统，它们各司其职又相互配合，共同完成人体正常的生理功能。在这些系统中，神经系统担负着感知机体内外环境信息、综合处理后指挥其他各个系统做出反应的任务，所以神经系统中的中枢神经系统又被称为人体的“司令部”。中枢神经系统包括大脑、小脑、脑干和脊髓。其中，最高级的神经中枢就是大脑，它接受从

外周神经逐级传递过来的信息，经整合后又通过神经纤维逐级向下传递命令，使人体做出相应的反应。

自地球上出现生命以来，生命体不断进化，逐步衍化出神经系统。单细胞动物是没有神经系统的，到原始的多细胞动物，例如水螅，出现了感觉细胞、运动细胞和介于两者之间的神经细胞，具备了神经系统的雏形。当进化到无脊椎动物时，神经细胞逐渐出现集中的趋势，出现了由头部神经节和腹部神经节组成的链状或节状神经系统。其中，头部神经节逐步发达，为脑的产生准备了条件。神经系统进化的一个重要里程碑是在脊椎动物中出现脊索诱导形成的神经管结构。这时的神经组织不再是实心的组织，而是呈现空心管状，增大了空间和面积，更有利于兴奋的传递和神经组织与外界信息的交换，使神经系统有可能向更高级和更完善的方向发展。脑的出现在大约 3.5 亿年前，而现代人脑出现在大约 10 万～ 20 万年前。

人类胚胎发育的过程中，部分重复了上述种系发生的过程。大约在受精卵形成后 3 周，胚胎还是个椭圆形的圆盘，其中轴线上生长出一条叫作脊索的结构。在脊索的诱导下，背侧中线位置的外胚层细胞增厚形成神经板，神经板中央凹陷，左右两侧隆起，叫作神经褶。然后两侧的神经褶逐渐靠拢，愈合到一起，就形成了一个和胚胎长轴一致，位于背侧的中空管状结构，叫作神经管，这就是我们脑和脊髓的原基。神经褶两侧的少量神经外胚层也会进入胚胎内部，但它们不参与形成神经管，而成为神经嵴细胞。神经嵴细胞将参与周围神经系统的发生，如外周的神经节等（图 6–11）。

神经管的不同部位发育不平衡。神经管中后段生长得相对缓慢，形态变化不多，一直呈现中空条索状，未来发育形成人的脊髓，属于中枢神经系统中的低级中枢。神经管的前段呈现膨胀性生长，形成了数个泡状结构，称为脑泡。胚胎形成第 3 周末时，有前、中、后（又称菱脑泡）三个脑泡，到第 5 周时逐渐发展成为相对独立的五部分脑泡：左右端脑泡、间脑泡、中脑泡、后脑泡和末脑泡。随着胚胎的发育，两个端脑泡发育成为两个大脑半球，间脑泡发育为间脑，中脑泡发育为中脑，后脑泡发育为脑桥、小脑，末脑泡发育为延髓（图 6–12）。

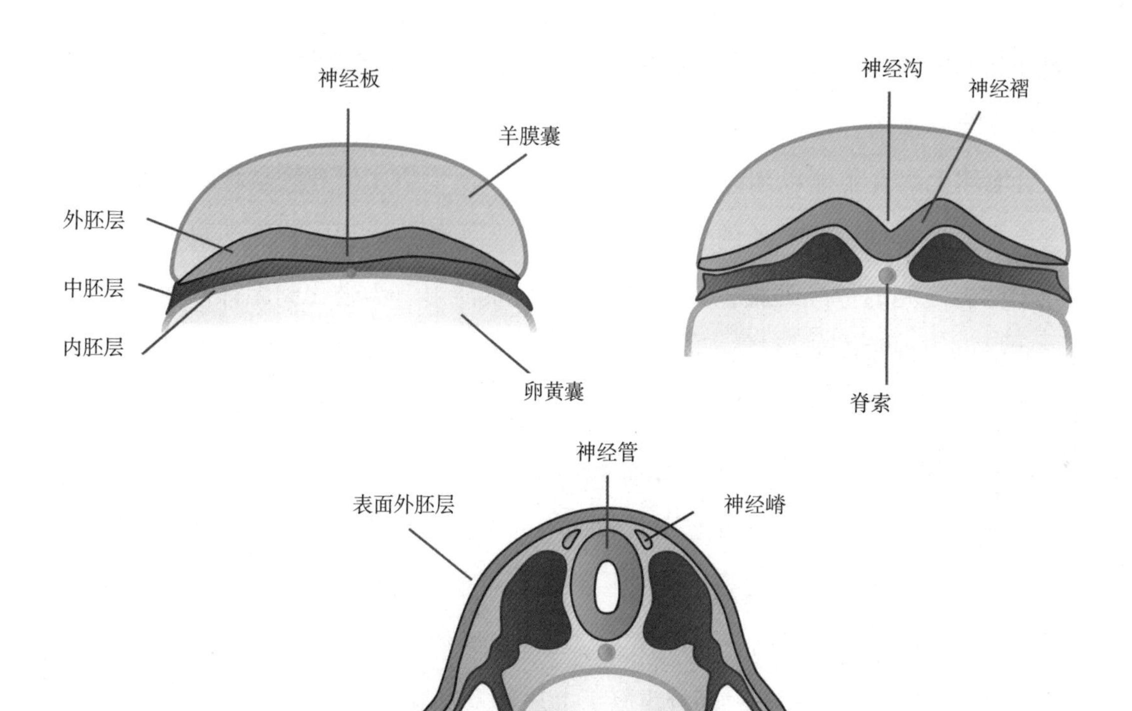

图 6–11　神经管的形成

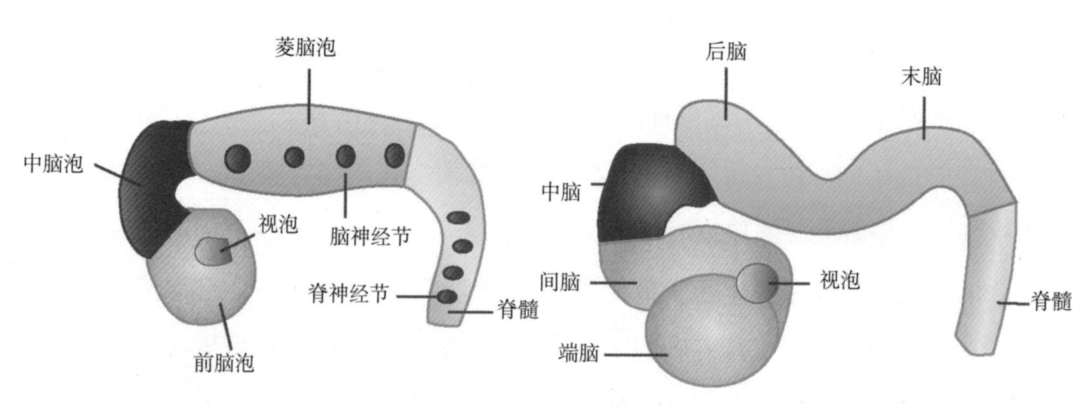

图 6–12　神经管的衍化

从进化上来说，直到两栖动物，前脑的最头端才形成端脑泡，出现半球。爬行动物开始出现了大脑皮质，大脑皮质的出现是神经系统衍化过程的新阶段，这时的脑才真正成为有机体的一切活动的最高调节者和指挥者。哺乳动物的神经系统更加完善，大脑半球开始出现了沟回，从而扩大了大脑皮质的表面积，为大脑皮质担负更重要的调节和指挥机能准备了物质基础。这时动物行为日趋复杂，大脑皮质成为整个神经系统的最高指挥中心。从这个角度说，脑或神经系统的大小与动物行为的复杂程度是相关的。人类的脑指数以及大脑皮质的复杂程度都是在地球上所有生命体中占据着最顶端的，因此，可以说人类是地球上最聪明的生物。

六、心灵之窗是如何开启的

眼睛是心灵的窗户。我们借助眼睛感知外面的世界，借助眼神表达我们的情绪，眼睛就像是我们大脑的延伸。事实上，我们的眼睛最初的确是由形成中枢神经系统的神经管发育而来的。

在胚胎的第 4 周，神经管头端闭合后膨大形成前脑泡，前脑泡继续分化形成两个端脑泡和一个间脑泡。在间脑泡两侧，神经管壁的神经上皮向外突出，形成左右各一的球形隆起，称为视泡（图 6–13A），这就意味着眼睛的发生开始了，进入构建“心灵之窗”的状态。视泡与间脑泡相连接的部位变细，逐渐延长，像棒棒糖的棍一样，我们称为视柄。棒棒糖的糖球部位，形态也会发生变化：构成视泡壁的神经上皮发育速度不同，中央向内凹陷，形成双层壁的杯状结构，称为视杯；原来圆球形的视泡腔变成了“U”形，像白兰地酒杯杯体的形状，与后方的视柄腔相通（图 6–13B、C）。随着眼睛的进一步发育，这个空腔逐渐消失，两层神经上皮贴在一起，形成我们的视网膜（图 6–13D）：外层是色素上皮层；内层有 9 层结构，负责直接感受光刺激的细胞——视锥细胞和视杆细胞就位于内层最外侧，它们突起的膜盘与色素上皮挨在一起。它们现在虽然离得很近，但曾经是分属视泡上皮的不同部位，彼此间并没有坚实的细胞连接。因此在高度近视、老年、外伤或者手术后有可能出现两层的分离，就是所谓的视网膜剥离。

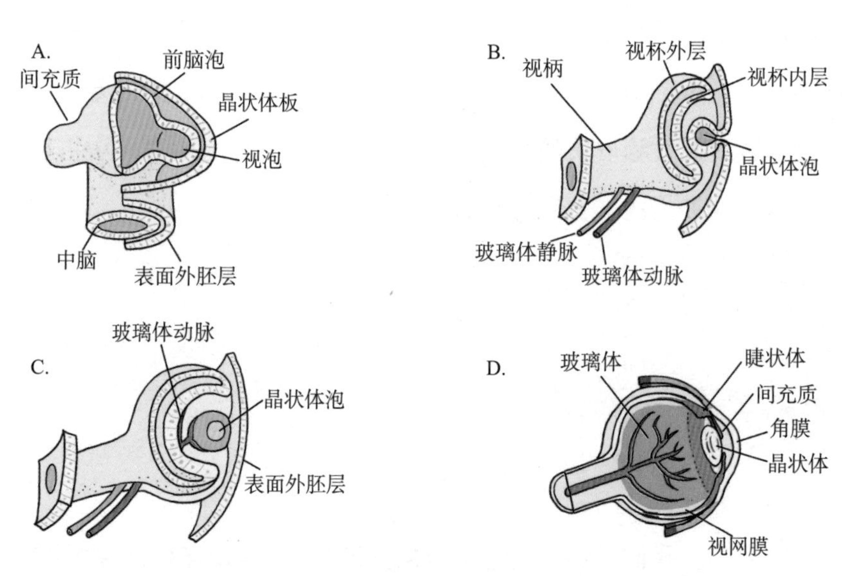

图 6–13　眼的发育

视网膜内侧的节细胞，伸出长长的突起，集中在与视柄连接的部位，通过视柄进入脑，所以视柄就形成我们的视神经。视神经的发育是和一组叫作玻璃体血管的动静脉一起进行的，这些血管在早期为玻璃体和晶状体的发育提供营养，后期这些血管逐渐退化，玻璃体和晶状体中不再有血管分布，而呈现透明的状态。在视神经离开眼球的位置往往形成突起状，我们又称它为视乳头（视盘），用眼底镜观察时可以看到中央有血管走行，这些就是原来的玻璃体血管的分支，供应视网膜，所以叫作视网膜中央动、静脉。医生可以通过直接观察这些血管，间接了解人体内同等级别血管的状态。在视乳头这个部位，没有感光细胞，如果光线正好落在视乳头上，我们眼睛是感受不到的，是我们视觉的盲点。你也许会问，那我每天睁开眼睛，并没有感觉到有哪个地方看不到呀。你可以做下这个图 6–14 的小试验。请把这本书竖直拿起来，闭上右眼，左眼直视右上的十字交叉点，然后前后移动书本，你会发现在某一个特定的距离，左侧的黑色圆点消失了。这就是因为它正好投射到了视网膜的盲点，我们就看不到它了。如果用双眼看，就不会看到这个圆点的消失。因为我们的大脑会把两只眼睛感受的信息整合在一起，形成完整的视觉。不相信会有这种“脑补”吗？那请你可以试试下面直线的图形。同样闭上右眼，左眼直视右下的十字交叉点，然后前后移动书本，你会发现在同样的距离，左侧原本断开的直线变成完整的了。从圆点试验我们可以知道如果那个位置的图像投射到盲点，我们看不到，那么那个直线的缺损我们也应该看不到。但我们的大脑自动把中间那段补上，所以我们以为看到的是完整的直线。

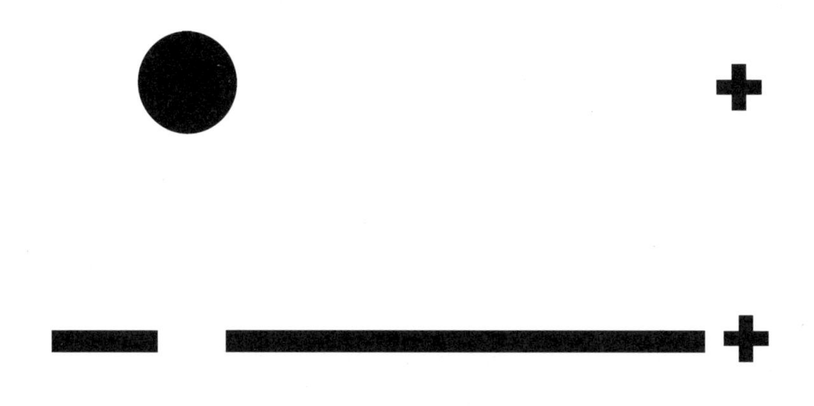

图 6–14　盲点测试

要注意的是，视杯口的部位，两层神经上皮没有分化形成可感光的视网膜，而是参与形成睫状体和虹膜，所以我们又把这里的内层叫作视网膜的盲部。“杯子口”一直保持中空状态，周围包绕的是虹膜，所以杯口就是我们的瞳孔，虹膜就是我们平常说的“黑眼球”位置。睫状体和虹膜的部位同样产生很多的色素，能够阻挡光线从旁边射入，和视杯外面发育形成的脉络膜一起构成眼球的“暗房”。不同的虹膜色素，可以形成不同颜色的“黑眼球”，例如褐色、蓝色、绿色等。在睫状体和虹膜部位还会发育形成平滑肌细胞，睫状体的平滑肌可以调节晶状体的曲率，帮助我们看清近处或远处的物体；而虹膜的平滑肌可以改变我们瞳孔的大小，调整进光量，最明显的例子就是正午阳光下猫咪的瞳孔可以变成一条细缝，而在暗处它的瞳孔可以大到虹膜只剩下窄窄的一圈。

通过上面的介绍，我们知道视杯形成了视网膜、睫状体、虹膜，视柄形成了我们的视神经。那么光线要到达视网膜，还需要一个很重要的光路，这就是我们眼内的折光系统，包括角膜、晶状体和玻璃体。玻璃体的位置就在视杯中央，就像杯中装满了液体一样，不同的是这个液体是透明胶冻状的。它的成分 99% 都是水，其余的还有少量蛋白、纤维和细胞。胚胎时期在玻璃体动脉的支持下，玻璃体逐渐充满了视杯，它对视杯也会产生压力，将视杯神经上皮的内外两层贴合到一起。

晶状体的发生是在视杯的诱导下，由表面外胚层产生的。视杯的开口朝外，诱导紧邻它的表面外胚层（可以形成皮肤表皮的那一层细胞）细胞分裂，增厚形成晶状体板，以后再继续增殖分化并且迁移，逐渐向“杯口”方向凹陷，变成了一个中空的晶状体泡，与表面外胚层分离，借助睫状体发出的睫状小带悬吊在“杯口”内侧（图 6–13）。这里的外胚层上皮细胞增生，晶状体泡内的腔变小最终消失，形成了凸透镜的样子，这就是我们眼中重要的折光系统构件——晶状体。晶状体后方紧贴玻璃体，前方就是瞳孔，再向前就是角膜了。角膜是由与晶状体泡分离的局部表面外胚层继续分化，并且与周围的中胚层间充质贴在一起，共同形成拱形、透明的膜。角膜和晶状体之间还存在一个空隙，被虹膜分成两个相连的空间，分别称作前房与后房。这个空间中充满大量液体，就是房水。光线可以透过角膜、前房、瞳孔、晶状体和玻璃体到达视网膜，产生的信号通过视神经传递给大脑，形成视觉。

胚胎第 7 周时，角膜周边的表面外胚层形成上、下两个褶皱，这就是未来我们的上下眼睑。眼睑逐渐长大，到第 10 周时，上、下睑边缘互相融合，就能把角膜完全覆盖住了（图 6–13）。到胚胎第 7 ～ 8 个月，二者重新分开，胎儿就可以睁开眼睛了。人类足月的胎儿是可以睁开眼睛的，动物不太一样，刚出生的小猫需要 1 ～ 2 周后才能睁开眼睛。

眼睛发育的最初是出现在头部两侧的，就像鱼一样，但随着人类胚胎颜面的发育，视杯会向头部正面移动，最终定位在鼻突两侧。这个迁移程度受基因及环境因素影响，可能导致眼距过宽，如“唐宝宝”那样（见第七章）；也有可能眼距过近，甚至出现独眼。由于眼睛的发育与脑泡有密不可分的联系，这些异常往往也伴随有脑发育的异常。

七、人胚的外观是怎么形成的

如果不看图注，下面的图片里你能分辨得出哪个是人类、哪个是鸡的胚胎吗（图6–15）？看上去除了鱼还好认一些，从乌龟到人全都长得很像，都有鳃弓、肢芽和尾巴，这可怎么区分呀？确实，在胚胎发育的一个叫鳃弓形成的阶段，无论是鱼类、两栖类、爬行类、鸟类还是哺乳类，外观看上去都很相似，为什么会这样呢？

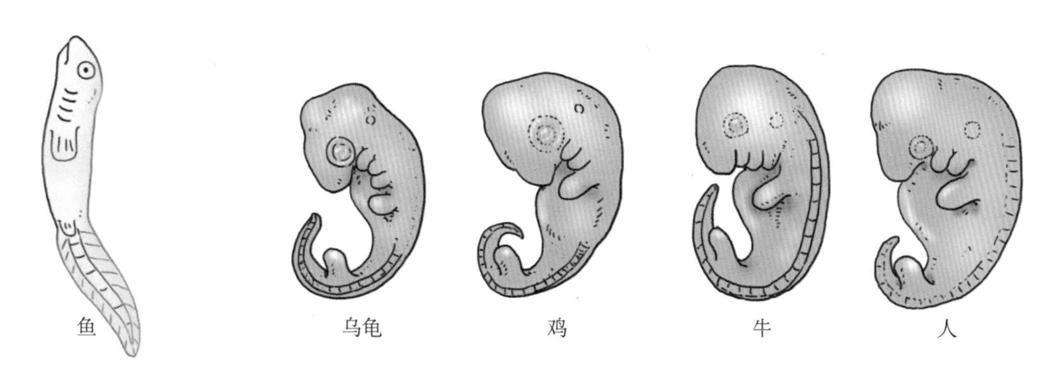

图 6–15　不同动物胚胎的早期外形

大家都知道，陆地生物是从海洋生物进化来的，对于生活在水里的鱼来说，由鳃弓衍化形成的鳃是呼吸的基础。从爬行类开始，动物已经完成利用肺、而不是用鳃进行呼吸了。尽管如此，各种动物胚胎发育的早期，个体还会重演祖先曾出现的一些特征，比如长出鳃弓。在鳃弓出现的这个阶段，各种动物长得都很相像，但在后续发育的过程中，从爬行动物往后，鳃弓不再向鳃的方向发育，而是参与颜面和其他一些器官的形成。

人的鳃弓也叫咽弓，是胚胎 4 ～ 5 周时头部两侧出现的 6 对棒状隆起，其中第 1 对参与颜面形成，第 2 ～ 6 对形成了颈部。第 1 对咽弓很粗大，很快出现了上、下两个分支。下边的一支较大，称下颌突，左右下颌突从两侧向中线的方向生长、相遇融合，形成颜面的下颌和下唇；上边的一支比较短小，称为上颌突，未来形成人的上唇和上颌外侧。上、下颌突环绕在原始口腔周围，上方还有一个更大的突起，叫额鼻突，从名字就能推测它的使命是形成人的额头和鼻子。但额鼻突只形成了鼻子的根部，鼻梁和鼻尖是额鼻突上新出现的 1 对隆起——内侧鼻突融合形成的，而鼻的侧翼是另 1 对叫外侧鼻突的结构发育来的。内侧鼻突还向下延伸形成了人中，并与上颌突融合，形成了完整的上唇，如果没能融合的话，就会形成唇裂。

颜面的 9 个突起有序生长：成对的内侧鼻突、外侧鼻突、上颌突和下颌突从两侧向中线的方向生长，单个的额鼻突从上向下延伸，彼此融合；原本位于头部两侧的双眼也向中线的方向移动。第 8 周末，人类胚胎的脸终于有模有样、可以和其他小动物明显区分开了（图 6–16）。

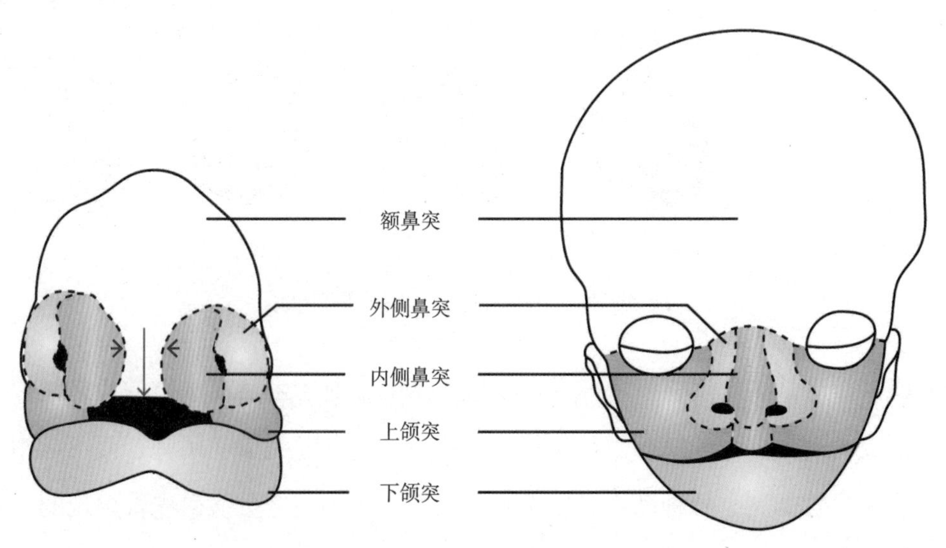

图 6–16　人类胚胎颜面发育过程

除了面部的改变，胚胎的四肢也在发生着变化。第 4 周末胚胎身体的侧面先后出现上、下两对小突起，分别称为上肢芽和下肢芽。肢芽渐渐增长变粗，每一个肢芽的近端和远端都先后出现两个缩窄，将肢芽分为前、中、后三段，这就是上肢的上臂、前臂和手及下肢的大腿、小腿和脚的原基。肢体内的中胚层细胞分化形成软骨，进而骨化；肌肉和神经也陆续迁移进来，肢体也就基本发育成形了。肢体最远端的部分，也就是手和脚的原基，刚开始形成时是扁平的，像船桨一样，随着构成手指和脚趾的骨和肌肉逐渐形成，每根手指 / 脚趾之间的细胞陆续凋亡，到 8 周末胚胎的一根根手指和脚趾就清晰可见了（图 6–17）。

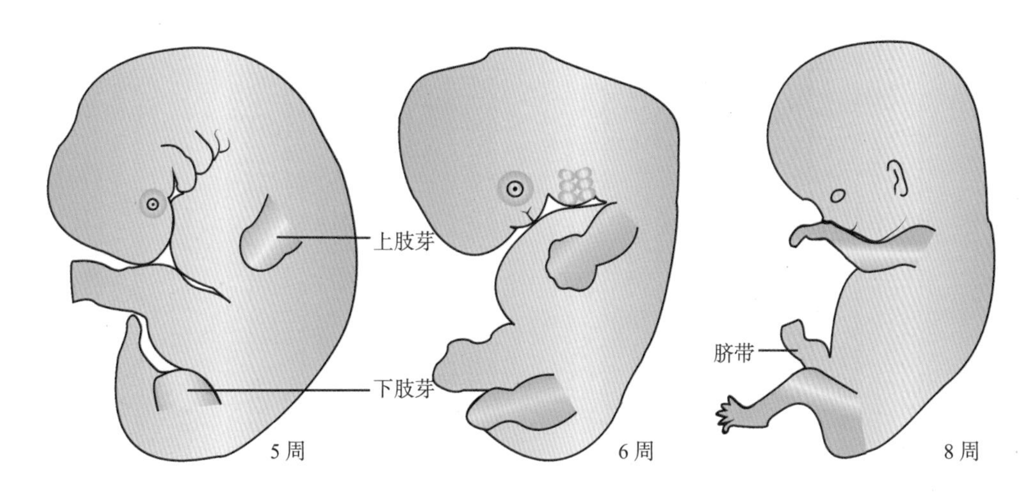

图 6–17　胚胎四肢发育的过程

人类胚胎发育早期本来也是有尾巴的，脊柱发育的过程中除了形成了颈椎、胸椎、腰椎、骶椎外，末端还形成了四块尾椎。随着骨骼系统的进一步发育，其他的椎骨变得越来越粗壮了，可尾椎则从原来一节节独立的状态逐渐缩小、融合，最终只剩下一块小小的尾骨连接在骶骨的末端，从外观上根本看不见了。不得不说“夹起尾巴做人”这句话还真有点儿胚胎学的基础。

从胚胎第 4 周末，人胚和鱼、青蛙、蜥蜴、天鹅、老鼠等的胚胎类似，“傻傻地”分不清楚，到第 8 周末的“人模人样”，人胚的外观真是发生了天翻地覆的变化。

第七章
折翼的天使——出生缺陷

每个宝宝都是爸爸妈妈的小天使，都带给爸爸妈妈数不清的快乐。但有一些孩子，就像折翼的天使，出生时就和正常孩子不太一样，具有出生缺陷。在1岁以内婴儿的死亡原因中，出生缺陷占26%，排第一位。我国新生儿总体出生缺陷的发生率约为5.6%。2017年的国内统计数据显示，排在前十位的出生缺陷包括先天性心脏病、多指（趾）、马蹄内翻足、并指（趾）、唇裂和腭裂、尿道下裂、先天性脑积水、直肠肛门闭锁或狭窄、肢体短缩以及小耳。本章向大家介绍一些常见的或者对生活影响比较大的出生缺陷的情况。

一、心脏上为什么有个孔

人的心脏每天不停地跳动，负责身体内的血液循环：将氧气与养料带给每一个细胞，再把二氧化碳和代谢废物带到相应的排泄器官。为了更好地完成这个工作，心脏有左、右心之分。右心包括右心房与右心室，负责接收全身氧含量低的静脉血，然后将其运送到肺，经过气体交换将其变成富含氧气的动脉血；左心包括左心房与左心室，接收从肺回来的动脉血，再泵到全身。健康人左、右心之间是没有交通的，但大约每

小贴士

从进化的角度来说，到鱼类才开始有了心脏的结构，但它们的心脏只有一个心房和一个心室。心房接受血液，心室泵出血液，泵出的血液先经过鳃，与水中的氧气进行交换后变成动脉血，再流到全身。因此，在鱼类心脏中流淌的只有静脉血而没有动脉血。进化到两栖动物，如青蛙已经进化出肺来进行气体交换，心脏演变成了两个心房和一个心室，但右心房接受的静脉血和左心房接受的动脉血在心室中又混合在了一起，降低了气体交换效率。而包括人类在内的哺乳动物，才真正实现了动、静脉血液各行其道，互不干扰，这也是气体交换效率最高的方式。

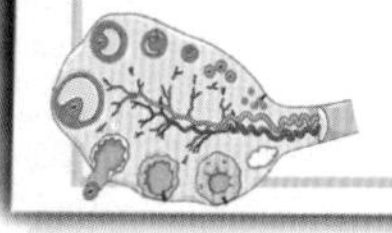

1 000个新生儿中就有1～3个小朋友左、右心之间会出现孔。这种情况如果发生在左、右心房之间，就叫房间隔缺损；如果发生在左、右心室之间，就叫室间隔缺损。房间隔缺损和室间隔缺损都是相对常见的先天性心脏病。那么心脏里为什么会有孔呢？

在出生前，胎儿是浸泡在母亲子宫内的羊水里的，那时胎儿还不用肺来呼吸，胎儿体内的氧气来源是母体的胎盘。从母体胎盘经过交换后形成的动脉血是要回流到右心房的，如果这个时期左、右心之间没有通道，那么动脉血就进入肺而不是运输到胎儿体内的其他器官。所以在胚胎期，左、右心房间留有一个允许血液单向流动的窗口，叫卵圆孔，它的瓣膜可以单向打开，允许右心房的血液流到左心房。这样，从胎盘回来的动脉血经过脐静脉进入右心房后，绝大部分可以直接通过卵圆孔进入左心房和左心室，左心室收缩将含氧量高的动脉血经主动脉输送到全身，为胎儿其他器官提供氧气。

当婴儿呱呱坠地时，肺泡张开，肺内血管开放，肺随即开始行使气体交换的功能。肺内的动脉血可以经过肺静脉回到左心房，使左心房接受的血液比胎儿期增多，左心房内压力增加。同时出生以后，脐静脉不再将动脉血运向胎儿体内，右心房接受的血液一下子少了很多，压力就会下降。这个时候，左心房内的压力比右心房压力高，就会把卵圆孔瓣膜紧紧关闭上，左、右心房间就不再有沟通。左心接受动脉血，右心接受静脉血。

所以说心房间的卵圆孔在胚胎发育过程中是必需的结构，但出生后，卵圆孔就应该完全关闭，如果继续保留有孔隙，就是房间隔缺损了。心室的发育也是重演了一下种系发生的过程，最开始是一个心室，发育中逐步分隔成两个心室。如果出现了发育异常，左、右心室中间的间隔出现孔隙，就是室间隔缺损（图7–1）。

根据缺损的大小、部位以及是否合并有其他的发育异常，缺损的后果也不尽相同。有些人可能一直带着这样的小缺损正常生活，但有些人会出现心、肺功能的异常，年纪轻时可能会表现为气急、心悸、乏力等，随着年龄增长，病程进展，绝大多数患者40岁后症状会加重，常出现心律失常和充血性心力衰竭。几十年前，医生诊断这种

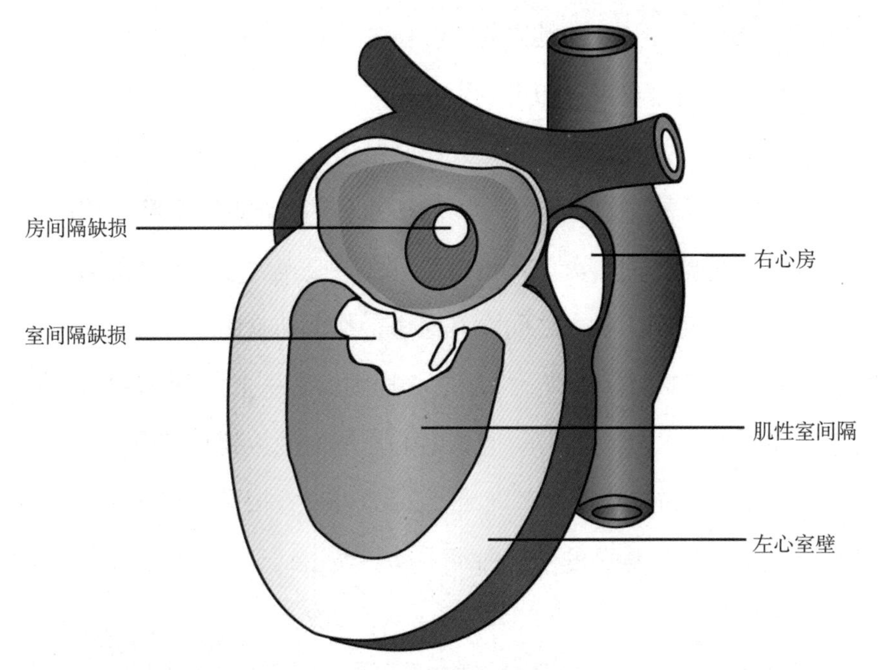

图 7–1　房间隔缺损与室间隔缺损

缺损不仅需要靠听诊器听心脏杂音，还需要结合胸部 X 射线检查以及其他症状。但随着现在诊疗技术的进步，医生可以依靠超声心动图以及彩色多普勒超声检查直观地看到缺损，甚至可以看到缺损部位的血流方向，获得血液流速等信息，医生可以更准确地预估缺损的远期后果，采取更积极的治疗手段。现在的手术治疗也取得了很大的进展，有些患者甚至不用开胸手术，只用静脉穿刺，就可以借助导管把以记忆金属为基础的补片放置到缺损部位，达到修补的目的（图 7–2）。

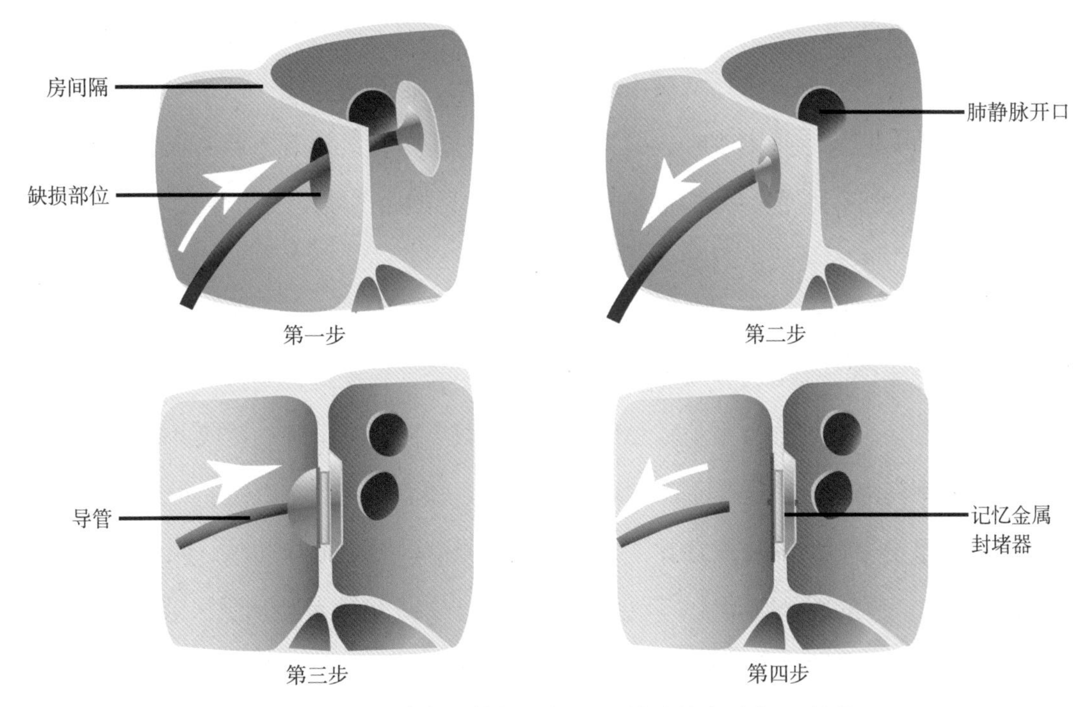

图 7–2　通过心导管与记忆金属补片修复房间隔缺损

二、蹲踞发生的原因是什么

健康的新生儿皮肤都是粉粉嫩嫩的，但也有一些出生后的小宝宝啼哭时口周及嘴唇会呈现青紫色，甚至安静状态下也呈现这种状况。这是什么原因呢?

人的血液有动脉血和静脉血之分。动脉血含氧量高，红细胞中的血红蛋白是氧合状态，呈现鲜红的颜色；静脉血含氧量低，非氧合的血红蛋白增多，呈现紫红的颜色。当我们的血液中含氧量降低时，比如呼吸系统有严重疾病时，引起非氧合的血红蛋白增多，导致皮肤和黏膜呈青紫色，就称为发绀，又称为紫绀。在皮肤较薄、色素较少和毛细血管丰富的部位，如口唇、鼻尖、舌、颊部等处较明显。

对于新生儿来说，由于有些心脏内部的分隔还没有完全发育好，在哭闹时，有可能出现静脉血混到动脉血中，从而出现口周的发绀，但这种发绀一般都是暂时的，随着新生儿的生长发育会逐渐改善、消失。如果这种现象持续出现，或者在安静状态下就有发绀发生，那么除了呼吸系统疾病，另一个常见的原因就是发绀型先天性心脏病。这类疾病中最常见的是法洛四联症。

在心脏正常的发育过程中，原始心室被一分为二，形成左、右心室。与心室相连的心球和动脉干侧面长出山脊一样的结构，对向生长、彼此融合，形成的结构叫主—肺动脉隔，将一个腔划分为主动脉和肺动脉根部两个腔。主—肺动脉隔的根部和左、右心室间的室间隔融合，这样主动脉连接左心室，肺动脉连接右心室，形成心脏的正常结构。如果主—肺动脉隔发育异常，不是平均分割，而是把肺动脉一侧的腔分割得小，而主动脉一侧的腔分割得大，就会造成右心室出口，也就是肺动脉根部狭窄。主—肺动脉隔下方就不能和室间隔正常融合，主动脉壁一侧在右心室方向而另一侧在左心室方向，好像两条腿骑跨在室间隔这个“墙头”上一样，这叫作主动脉骑跨。这时的室间隔上方没有能和主—肺动脉隔融合，出现一个游离缘，造成室间隔的缺损。左、右心室的动、静脉血可以同样流入主动脉，造成体循环血氧量降低，出现发绀。肺动脉根部狭窄，右心室通过肺动脉泵到肺循环中的血液减少，完成气体交换的血液减少，进一步加重缺氧。而且，右心室泵血的阻力加大，需要做更多的功才能完成泵血，长期高负荷工作，使得右心室心肌肥大。肺动脉狭窄、主动脉骑跨、室间隔缺损以及右心室肥大这四个表现同时出现，就称作法洛四联症（图 7–3）。

1673 年，一位丹麦医生首先描述了这种先天性心脏病的缺陷。1888 年，法国的法洛医生（Étienne-Louis-Arthur Fallot，1850—1911）创造了“四联症”这一术语，之后就以他的姓氏命名了这种疾病。法洛四联症在婴幼儿中的发生率大约在 0.2‰。母亲营养不良、妊娠期间病毒感染或遗传异常都可能增加新生儿得这种疾病的风险，但绝大多数法洛四联症的病因尚不清楚。

由于患病孩子的主动脉同时接受了来自左心室的动脉血和右心室的静脉血，造成

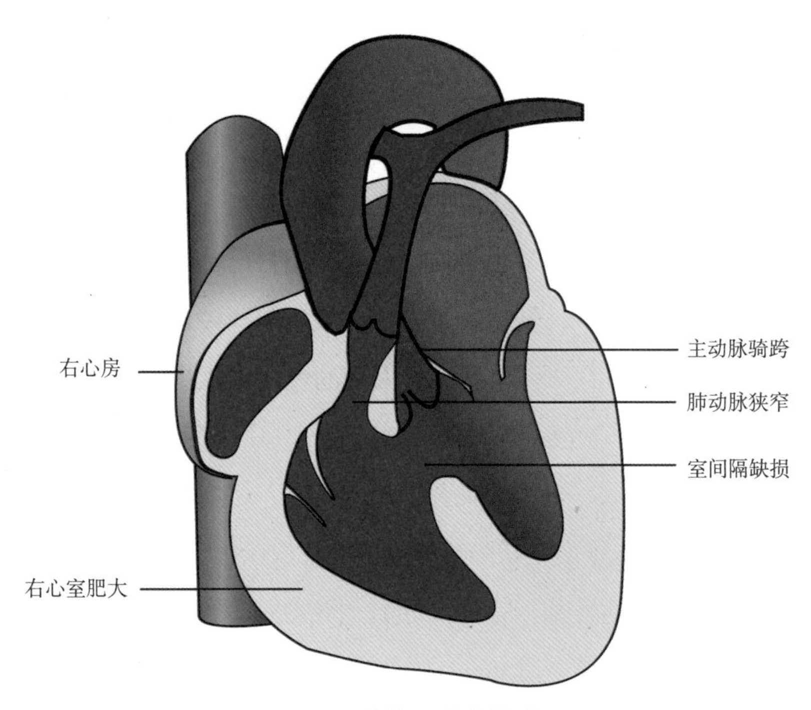

图 7–3　法洛四联症模式图

体循环中血氧量明显降低，因此会出现十分明显的缺氧表现，活动时表现更为明显。为了缓解缺氧，在活动过程中患儿会不自觉地原地蹲下，这也叫作蹲踞。因为蹲踞的体位压迫了腿部的静脉血管，使回到右心室的静脉血减少，同时腿部的动脉也被扭曲，增大了左心室向动脉中泵血的阻力。这样在患儿的心脏内左心室压力增高、右心室压力降低，流到主动脉中的静脉血比例降低，有更多的静脉血能够进入肺动脉中进行气体交换，缓解了全身缺氧的症状。遗憾的是，这种缓解只能是暂时性的，再次活动时还会出现缺氧的症状。由于长期缺氧，只有约 20% 的法洛四联症患儿不经手术可生存到 10 岁。手术治疗是目前最有效的治疗手段。

三、真有"美人鱼"宝宝吗

大家可能都读过安徒生童话中《海的女儿》的故事。大海中的小人鱼公主为了追求人的高洁的灵魂，放弃了海底自由自在的生活，用自己美妙的声音向恶毒的巫婆换取了药水，忍受住把鱼尾变成人腿后所带来的巨大痛苦，去追求那永生而崇高的人的灵魂（图 7–4）。你可能也在海洋馆看过美人鱼的表演，飘逸的鱼尾划过，追随有五颜六色的小鱼，非常唯美。现实生活中真的有"美人鱼"宝宝吗?

真实的"美人鱼"宝宝，并没有故事中那么美好，他们的双下肢合二为一，只在足部分开，形成鱼尾状，这种出生缺陷被称作下肢并肢畸形，又叫美人鱼序列征。"美人鱼"宝宝将来要面临的问题是不能正常行走。事实上，除了表面能够观察到的下肢并肢，"美人鱼"宝宝往往还会出现其他系统或结构的异常。如肾脏发育不良甚至没有肾脏、排尿管道及外生殖器的缺陷、不通肛等。正是由于可能伴随发生的多器官

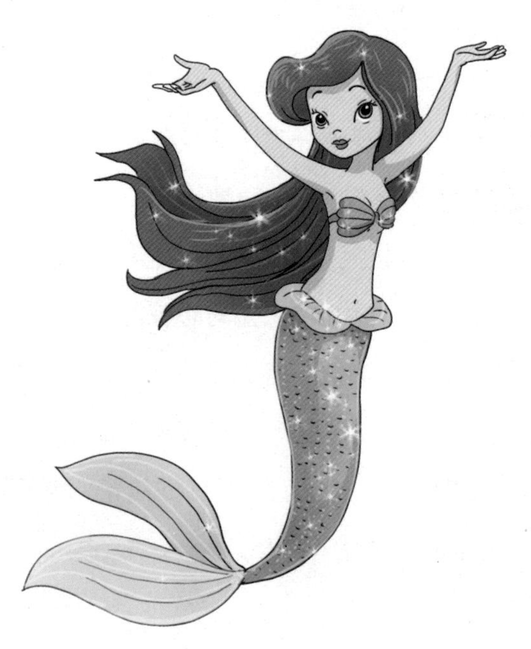

图 7–4　小人鱼公主

和系统的缺陷，这种宝宝在围产期的存活率非常低，超过一半的“美人鱼”宝宝都是死产（出生即没有生命体征），即使出生时尚且存活，通常也会由于肾脏畸形等原因而在 1 ～ 2 岁死亡。

有一些“美人鱼”宝宝会出现单一脐动脉这种异常现象。正常胚胎有两根脐动脉，均起源于主动脉尾侧端的分支髂内动脉，但“美人鱼”宝宝的单一脐动脉往往起始部位比较靠上，在腹主动脉的起始段，而且这根脐动脉还比较粗大，这就使得胚胎腹主动脉中绝大多数的血液都通过这根脐动脉流到胎盘去了，而腹主动脉远端本来应该供给下肢、肾脏、膀胱等发育的血流大大减少，造成相应部位的发育不良，这也是“美人鱼”宝宝发生的机制之一。另外一种可能的发生机制被称为原发缺陷，不是营养因素，而是在胚胎 13 ～ 22 天时，胚胎尾侧端的中胚层本身存在发育缺陷，导致下肢旋转异常、相互融合以及发育不良。

遗传因素可能在美人鱼序列征的发生中也起到一定的作用：首先，确实有病例报道显示这种宝宝有着染色体异常；其次，美人鱼序列征在同卵双胞胎中的发生率比异卵双胞胎或单胎的发生率高 100 倍；再次，在用小鼠进行动物实验时，发现有一种特殊的酶基因缺陷可以导致小鼠胚胎尾侧端的发育不良。综合来说，美人鱼序列征的发病机制复杂，可能涉及多方面，很难针对性地预防。流行病学调查显示母亲年龄小于 20 岁或者大于 40 岁，母亲有糖尿病、吸烟史或药物、重金属及放射性接触史等都可能是美人鱼序列征发生的危险因素。因此，孕产妇应该尽量避免以上的情况。

所幸美人鱼序列征非常罕见，某先天缺陷数据回顾性流行病学分析显示，美人鱼序列征的全球发生率为 10 万分之 0.98，也就是大约 10 万个新生宝宝中有 1 个“美人鱼”宝宝。而且，如果在孕期按照现行的临床原则，按时进行超声学检查的话，可以在怀孕的前 3 个月内及时发现这种先天缺陷。通常由于这种疾病预后非常不好，因此多数情况下孕妈妈会选择终止妊娠。

四、安能辨我是雄雌

生活中，男性和女性通常很容易区分，尤其是成年后，男性多体型健壮、骨骼粗大、肌肉发达、线条硬朗，有喉结和胡须，而女性则纤细柔和，皮下脂肪相对较多，乳腺发达。但也有如《木兰辞》中“双兔傍地走，安能辨我是雄雌？”的这种情况。除了服装、化妆的因素，确实有些人通过观察外生殖器都不能明确性别。这往往就是一类少见的出生缺陷——性发育异常。

人染色体的正常核型中，XY 决定了正常男性的性别发育，XX 决定了正常女性的性别发育。这说明男女的性别在受精卵形成时就已确定，这就是所谓的基因性别。（46，XY）的胚胎的基因性别为男性，（46，XX）的胚胎的基因性别为女性。染色体决定了胚胎中性腺的发育方向，Y 染色体上的 *sry* 基因使得生殖腺原基向睾丸的方向发育，而没有 *sry* 基因作用时生殖腺原基就向卵巢方向发育。性腺分泌的激素再进一步决定生殖管道和外生殖器的发育方向。

在很少见的一些情况下，Y 染色体上的 *sry* 基因发生了异位，导致原本基因型为（46，XX）的胚胎却携带有 *sry* 基因，从而导致性腺向睾丸方向分化，而此时的 *sry* 基因又不能完全正常地发挥作用，所以性腺可能出现分化不良。除了异位的原因，有时是在受精时出现了两个不同性别的受精卵，二者在发育过程中融合到了一起，出现了（46，XX/46，XY）的嵌合体，使得胚胎中有些细胞的基因型是（46，XX），有些细胞的基因型是（46，XY），这种情况同样会导致性腺分化异常，可能一侧是睾丸，另一侧是卵巢，甚至有些人性腺中会同时出现睾丸和卵巢的结构。性腺发育不良，激素水平不足，必然导致生殖管道和外生殖器的发育异常，因此患者体内可能同时出现子宫和输精管的结构，外生殖器表现介于男女之间。这种患者的基因性别就是（46，XX/46，XY），具有两性性腺，因此称为真两性畸形。这种情况发生率极低，目前全世界有报道的也不超过 500 例。

除了这种真两性畸形，还有假两性畸形。假两性畸形的基因型分别为（46，XY）与（46，XX），性别与性腺的结构一致，即性腺发育方向正确。但由于激素分泌水平异常或与激素代谢相关的酶异常或激素受体异常，甚至母亲怀孕期间服用了性激素类药物等多种原因，导致外生殖器的表型与基因性别不一致，因此称为假两性畸形。例如一个基因型为（46，XX）的女婴，胚胎时期出现了先天性肾上腺功能亢进，导致体内雄激素水平异常增高。这种高水平的雄激素会导致女婴的外生殖器偏向男性的方向分化，出生后女婴的外阴会有男性化的表现，但她体内卵巢、子宫、输卵管的发育是正常的。如果不经检查，可能没有发现体内的情况，家人会以为她是男孩儿，直到青春期才会出现异常的表现。再例如一个基因型为（46，XY）的男婴，胚胎时期体内的雄激素受体异常，那么即使睾丸结构正常，雄激素也不能使外生殖器向男性方向分化，结果就表现为女性化的外生殖器，家人有可能就一直把他当作女孩儿。无论男性还是女性的假两性畸形，患者的性腺结构均基本正常，可能有性腺功能不良及多种多样的生殖管道和外生殖器表现，但仅从外观很难确定患者性别。

如果大家对竞技体育感兴趣，就会知道一般情况下男性运动员的运动成绩显著优于同级别的女性运动员。因此在重大的体育赛事中，会有性别鉴定程序。奥运会的性别鉴定最早是从 20 世纪 60 年代末开始的，当时主要是由医生通过外观及身体检查对女运动员进行性别鉴定，现在看来很不科学。之后逐渐过渡到通过口腔上皮细胞检测性染色体来鉴定性别，我们现在知道这种方法并不能排除那些发育异常的情况。这种对全体女运动员的筛查受到了各方面的压力，1999 年 6 月，国际奥林匹克委员会有条件地废止了已经使用了 30 多年的所有参加奥运会的女运动员均须进行性别鉴定的要求，并于 2000 年悉尼奥运会开始执行仅在对个别运动员的性别存在疑问的情况下采用合适的医学人员进行干预和评价的规定。医学人员除了从外观上判断，还要结合临床的表现、性激素、染色体这三个方面对运动员的性别进行综合判定。南非的著名运动员卡斯特·塞门亚（Caster Semenya，

1991— ）在 2009 年柏林田径世锦赛上一鸣惊人，夺得女子 800 米冠军，但“她”的样貌引起了人们对“她”的性别的争议。2019 年，塞门亚被鉴定为是“生物学上的男性”。如果你有兴趣，可以去搜集分析一下他的资料，看看他是哪一种性别发育异常的患者。

五、唇裂和腭裂是怎么回事

不知你是否注意到，许多可爱的动物的上唇正中都有一个裂隙。一般情况下，人类的上唇和下唇都是完整的，但生活中偶尔也会见到唇部不完整的小朋友，其中上唇不完整的最为常见。人们将这种唇部不完整称为“兔唇”。医学上把这种唇部不完整称为唇裂。如果是与生俱来的唇裂就叫作先天性唇裂。先天性唇裂多见于上唇人中外侧，即对着唇峰部位的竖直裂隙（图 7–5）。在上唇正中的唇裂，像小动物那样的反而少见。也有些人的组织缺损深达口腔内部的上腭，这叫作先天性腭裂，俗称狼咽。先天性腭裂也可以不伴随唇裂，单独出现在上腭正中。唇裂和腭裂是怎么发生的？又该怎么预防呢？

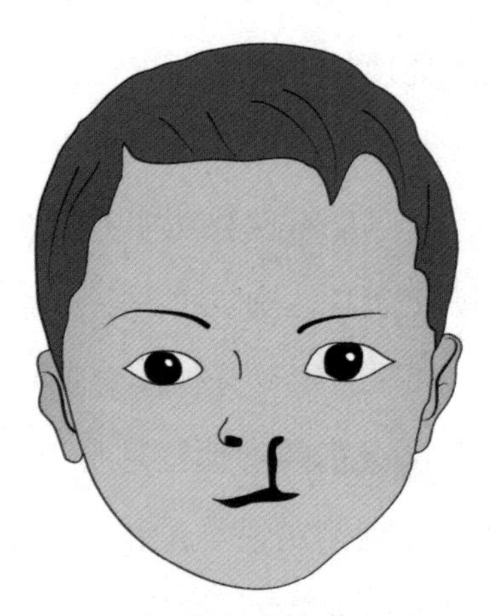
图 7–5 唇裂

人的面部结构起源于胚胎早期出现的几条对称的隆起——咽弓（在鱼类中，这种结构会发育成鱼鳃，因此又称作鳃弓）。在胚胎发育的过程中，咽弓逐渐衍化并以特定的形式相融合，最终形成人脸的结构。其中上唇和上腭分别由三个部分融合而成：受精卵形成后第 30 天左右，头面部中央位置形成一对突起叫内侧鼻突，它由前额的方向朝向口腔上缘的位置延伸；口腔上缘的两边有两个从外侧向中线方向生长的突起，叫上颌突。三者融合后，就形成了上颌，包括上唇的结构。三者融合的界限就是人中两侧的隆起，正对着上唇峰。当中间的内侧鼻突不能和一侧的上颌突正常融合时，就会出现单侧的上唇裂，这就是“兔唇”，它也是最常见的唇裂类型。如果两侧都未能融合，则出现双侧上唇裂。那大家可以猜想一下，像小兔子一样的正中唇裂是怎么发生的呢？是的，就是那一对内侧鼻突彼此间融合不良，造成了上唇正中央人中处的缺损，这在临床中更为少见。

形成上唇的三个突起，在口腔内部参与形成上腭。在胚胎发育的第 6 周时，鼻腔和口腔是完全相通的。随后，内侧鼻突和两侧上颌突朝向口腔内部又生长出叫作腭突的结构：由内侧鼻突发出的结构位于中央，叫作正中腭突；由上颌突发出的结构位于两侧，叫作外侧腭突。在胚胎第 12 周左右时，这三个部分呈“Y”形融合在一起（图 7–6），形成上腭，分隔口腔与鼻腔。正中腭突形成“Y”形两短边中间的部分，是位于上切牙后方的一小块儿三角型区域。上腭其余部分由外侧腭突形成。如果正中腭突没有和一侧的外侧腭突正常融合的话，就会在上腭前部出现一个缺损，叫前腭裂，它往往与同侧的唇裂同时发生。如果两外侧腭突未能彼此愈合，就会在上腭后方正中部位出现缺损，称后腭裂。也会有前、后腭裂同时出现的情况，那种情况下上腭完整性破坏，缺损严重。

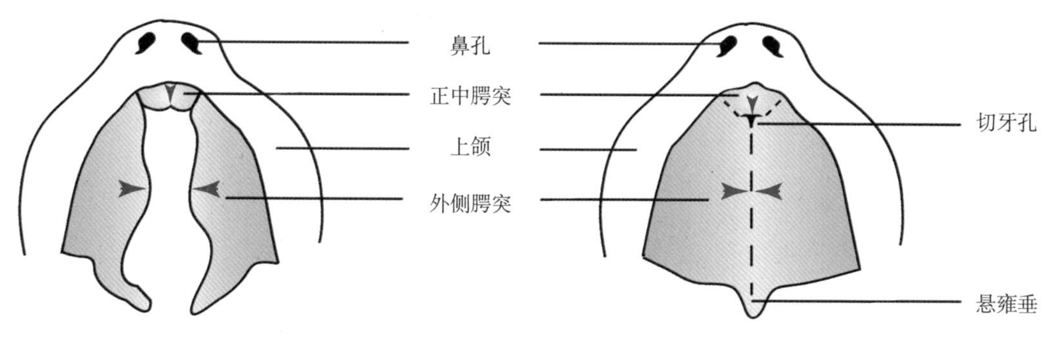

图 7–6　人类胚胎腭形成的过程

唇裂和腭裂是最常见的颜面部先天发育异常，绝大多数唇裂和腭裂仅涉及上唇、上腭，发生率大约为 1/700，就是说大约每出生 700 个存活胎儿，可能有 1 个就有唇裂和腭裂发生。这一比例其实已经很值得注意了，2019 年我国出生人口为 1 465 万人，其中就可能有约 2 万个唇裂和腭裂患儿。我们从新闻报道上，甚至身边，都很容易看到唇裂和腭裂患者的身影。

唇裂和腭裂不仅仅涉及容貌的异常，对患者还有多方面的影响。婴儿时期，唇部的缺损以及肌肉的发育不良会影响婴儿吮吸的动作，从而影响吃奶，后续还可能影响咀嚼，导致婴儿营养问题。当患儿开始学习说话时，可能会遇到腭咽闭合不良的问题，导致发音不清，如“t”“c”这样的辅音，患儿发音错误或不完全正确的概率可达 99%，严重影响语言学习与交流。唇裂和腭裂患者还可能出现上颌骨的发育不良，出现上颌后缩、面中部凹陷、牙列不齐、牙齿咬合异常、牙齿萌出障碍等。有些唇裂和腭裂患者还容易发生上呼吸道感染，甚至罹患耳朵的疾病从而引起听力障碍，但大多数的唇裂和腭裂患者都不会合并智力障碍。除了有容貌的缺陷、发音的障碍，随着年龄的增长，这些孩子还容易出现心理问题。

因此，医生一方面需要改善唇裂和腭裂患者的症状，通常是通过外科手术治疗和配合发音等功能训练，以减轻唇裂和腭裂对患者工作、生活的负面影响；另一方面，医生也在积极寻找造成唇裂和腭裂的原因，以遏制它的发生。通过对大量唇裂和腭裂患者的流行病学调查、家族基因分析和双胞胎的对照分析，发现不同人群（即遗传因素）以及地理环境，甚至社会经济状态（即环境因素）都会影响唇裂和腭裂的发生。因此，唇裂和腭裂并非一种因素造成的，而是遗传与环境多方面因素综合作用的结果。

从遗传因素上说，不同地区的人群发生率存在差异，亚洲裔和美洲裔人群的发生率最高，在 1/500 左右，而非洲裔人群中只有约 1/2 500。不同性别发生率也不同，唇裂患者的男女比例约为 2∶1，而单纯腭裂相反，男女比例约为 1∶2。目前，通过候选基因分析及全基因组关联分析均证实，一个叫干扰素调节因子 6 的基因和第 8 对、第 10 对染色体长臂上的一段特定区域与唇裂和腭裂相关。而这些区域的特征在不同人群中是有差异的，这也就能部分解释流行病学调查中不同人群发生率不同的现象。

对环境因素的调查面临的挑战更为巨大，因为环境因素种类庞杂，同时又混杂有遗传因素的影响。但目前通过对多个国家研究结果的多次荟萃分析，都证实了母亲的吸烟史，甚至是怀孕前吸烟史，与唇裂和腭裂的发生有强相关性。也就是说，如果母亲吸烟，那么她生出患唇裂或腭裂孩子的可能性更高。酗酒对唇裂和腭裂发生的影响还不确定，不同的调查出现了不同的结论。此外，影响唇裂和腭裂发生的环境因素还可能包括营养物质缺乏（如叶酸）、药物的使用（如抗癫痫药物丙戊酸钠）、体温过高（如发热）、肥胖、射线暴露以及感染等。

正是由于唇裂和腭裂的发生不是由单一因素造成的，因此需要从多个层面对其进行预防。不能改变遗传因素的情况下就要尽量减少接触相关环境因素，例如戒烟。在怀孕后定期检查可以及早发现唇裂和腭裂。一旦有唇裂和腭裂患儿出生也需要及早进行治疗及心理辅导，以减少疾病对他们生活和工作的影响。

六、补充叶酸有什么用

中枢神经系统是由脑和脊髓组成的，是指挥人行为的“司令部”。这个“司令部”发育自胚胎时期外胚层形成的神经管。神经管是一条中空的封闭管道，在形成过程中，先是外胚层细胞在脊索诱导下增厚形成神经板，然后神经板左右两侧隆起形成神经褶。左右神经褶在胚胎的第 4 ～ 6 体节处发生融合，然后这个融合逐渐向胚胎头尾两侧延伸，在胚胎第 24 天左右时，中段都已经形成封闭的管道，只在头尾两端留下开口，称作前、后神经孔，这时的神经管就像一种小吃——锅贴的样子。在胚胎第 25、27 天时，前、后神经孔分别封闭，神经管不再与外界相通。神经管周围的中胚层分化形成骨骼，把未来的脑、脊髓保护在颅骨和椎骨中。

但是也有大约1‰的情况下，神经管未能闭合或者周围中胚层分化出现障碍导致的一些先天发育异常，统称为神经管缺陷（图7–7）。如果前神经孔未能闭合，那么脑就不能正常发育，会出现无脑畸形，胚胎通常不能存活；如果后神经孔未能闭合，那么脊髓的发育异常，会出现脊髓裂；如果神经管头端的中胚层发育不良，颅骨形成过程中出现缺损，常见在枕部（后脑勺下方的位置），那么脑表面的脑膜甚至脑组织就可以从缺损的部位突出到体表，形成脑膜膨出或脑膜脑膨出。这种骨骼的发育不良也可以出现在脊髓周围椎骨的形成过程中，导致椎骨背侧的椎弓出现缺损，脊髓表面的脊膜甚至脊髓本身可以从缺损的椎弓间突出到体表，形成脊膜膨出或脊膜脊髓膨出，常见于腰骶部。这些异常会导致相应部位的功能受到影响。如腰骶部的脊膜脊髓膨出，会影响括约肌的功能，导致大小便失禁；也会引起感觉障碍，导致下肢麻痹；还有可能导致足部畸形，严重的可能引起瘫痪。另外，也存在一种情况，就是椎弓有比较小的缺损，不足以让脊膜从缺损处膨出，这时的症状就会很轻微，但缺损部位的皮肤在神经管的诱导下，容易出现色素沉着或异常的毛发生长，临床上把这种情况叫作隐性脊柱裂。

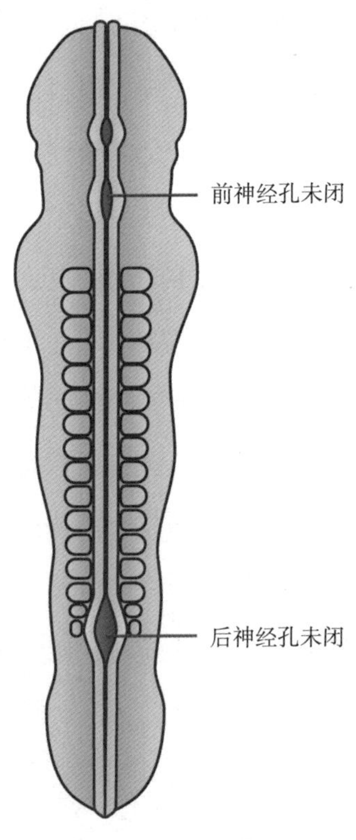

图7–7　神经管缺陷

除了没有明显症状的隐性脊柱裂患儿，多数存活的神经管缺陷患儿会出现很多生活障碍，往往需要一组医护人员来照顾，如儿科医生、神经外科医生、骨科医生、物理治疗师和特殊教育家等，患者的父母和家人在照顾患儿的过程中也需要付出极大的耐心，这些大大增加了社会医疗及家庭负担。因此，我们需要尽量避免这样的患儿出现。

20世纪80年代初，有“中国围产保健之母”之称的北京大学第一医院的严仁英（1913—2017）教授，在北京顺义县的7个乡村进行了长达3年的试点研究，追踪分析了2 000多名新生儿，研究发现神经管缺陷占出生人数的7‰，而当时的世界平均水平为1‰。当时国际上已陆续有权威文献表明，叶酸对神经管缺陷的发生能起到有效的预防作用。严仁英教授在仔细研究之后深受启发，深刻认识到叶酸普及对降低中国新生儿出生缺陷的重大作用，因此主持开展了“中美预防神经管畸形合作项目”。在完成了25万例临床研究后，最终确定了0.4毫克的叶酸补充剂量，成为世界卫生组织唯一指定的预防出生缺陷的叶酸增补标准，被世界50多个国家所采纳。20世纪90年代，我国在推广普及了孕期叶酸补充后，新生儿神经管缺陷的发生率下降了50%以上。2019年的《中国妇幼健康事业发展报告》显示，全国围产期神经管缺陷发生率由1987年的万分之27.4下降至2017年的万分之1.5，降幅达94.5%，从围产期重点监测的23个出生缺陷病种的第1位下降至第12位。有预测显示，随着妇女妊娠前后每日补充0.4毫克叶酸这一简单措施在世界各地的推广，每年将减少100万～150万例神经管缺陷的发生，这是我国为世界卫生事业做出的重要贡献。

小贴士

严仁英教授（1913—2017）1940年毕业于北京协和医学院，获博士学位。随后进入北京协和医院妇产科工作，师从著名妇产科专家林巧稚教授。1946年随林巧稚大夫进入北大医院工作，1948年赴美国哥伦比亚大学医学院进修，1949年回国。回国后曾短暂担任北京第一助产学校校长，旋即回到北大医院任妇产科主任，1979年当选北大医院院长。严仁英教授作为中国围产保健医学的创始人，在我国妇女围产保健方面开展了大量艰苦卓绝的工作，被誉为“中国围产保健之母”和“叶酸之母”。

七、为什么叫他们“唐宝宝”

“唐宝宝”是一群有着特殊面容的小朋友，他们普遍脸比较圆、两眼间的距离较宽、鼻梁塌、舌头较宽大而且常伸出口外，无论国内还是国外的“唐宝宝”，他们彼此之间长得都很像。除了面容特殊，他们的智力发育迟滞，智商一般只有20～60，不到同龄小朋友的一半，也许是因为没有太多的烦心事，他们的脸上总是挂着灿烂的笑容。“唐宝宝”还常表现为身材矮小、颈部短、颈部皮肤厚、肌肉张力差等，并且可能患有先天性心脏病、消化管闭锁等出生缺陷，以及白血病、癫痫、甲状腺功能低下等疾病，中年时可能会患阿尔茨海默病（老年痴呆）。

“唐宝宝”其实是唐氏综合征（也叫21三体综合征）的患者。最先注意到这些有特殊面容和智力发育迟滞患儿的是英国的唐（John Langdon Haydon Down，1828—1896）医生，他在1866年发表的文章中详细地描述了这些患者的典型体征，他还注意到有些患者有发育迟缓、寿命较短等问题。为了纪念唐医生，这种疾病被命名为唐氏综合征，患病的宝宝被叫作“唐宝宝”或唐氏儿。

是什么原因导致的唐氏综合征呢？正常情况下人体每个体细胞中都有23对即46条染色体，而多数唐氏儿的体细胞中染色体有47条，其中21号染色体多了1条，变成了3条（图7–8）。多出来的这条染色体是哪儿来的呢？这还要从生殖细胞的减数分裂过程说起。

含有23对染色体的精原细胞或卵原细胞经过染色体复制一次和细胞分裂两次的减数分裂过程之后，最终形成只携带一套染色体（即23条）的精子或卵子。正常情况下，每一次减数分裂过程中染色体都是平均分配到两个子细胞中的。但是，如果在分裂过程中，有1对染色体没有分开，都跑到了同一个细胞里，那么两个子细胞中就会有一个缺1条染色体，另一个多1条染色体（图7–9）。这样的精子或卵子受精以后形成的受精卵，就会少1条染色体或多1条染色体。每条染色体上都含有许多重

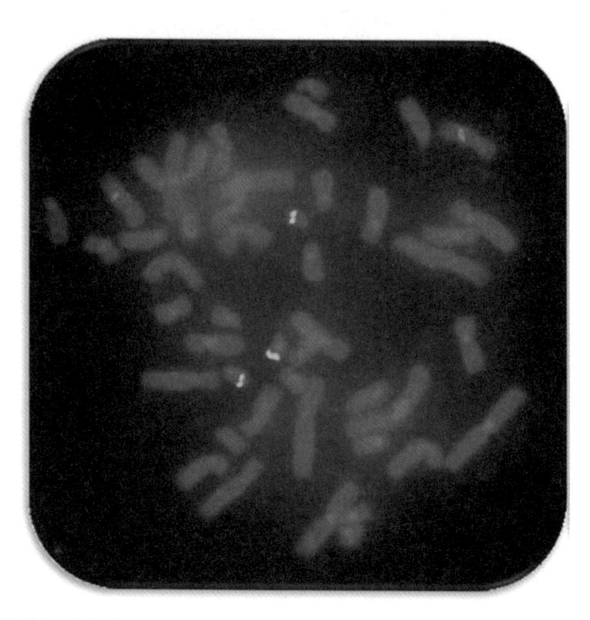

（图中蓝色荧光标记的是细胞内的染色体，绿色荧光标记的是21号染色体的部分片段，可见3个绿色亮点意味着细胞内有3条21号染色体）

图7–8　应用荧光原位杂交技术显示21三体的异常染色体核型
（中国医学科学院基础医学研究所、北京协和医学院基础学院赵秀丽教授供图）

要的遗传信息，少了1条染色体的受精卵因为缺失了一些必要的信息大多无法存活；多了1条染色体的受精卵，合成了过量的信息同样也影响胚胎的生存。多了1条染色体的胚胎称为三体型胚胎，多数三体型胚胎在妊娠过程中就死亡了，但少数三体型胚胎（如13三体、18三体和21三体）可以坚持到足月分娩。但他们通常都有严重的畸形，患者经常活不过一岁。三体型患者中唯一能成年的是21三体的患者。21号染色体是细胞内22条常染色体中最短的1条，含有的遗传信息最少，21三体患者最常见也许与此有关吧。

随着遗传检查手段的提高，人们发现唐氏综合征患者的体细胞中并不全部都有47条染色体，一部分患者是嵌合体，即一部分体细胞的染色体是正常的46条。还有一部分患者体细胞染色体的数目是46条，但某条染色体多连接了一个21号染色体的片段。不同类型的唐氏综合征患者，智力发育障碍的轻重不同。一些轻症患者可以在成年后独自完成一些日常工作。

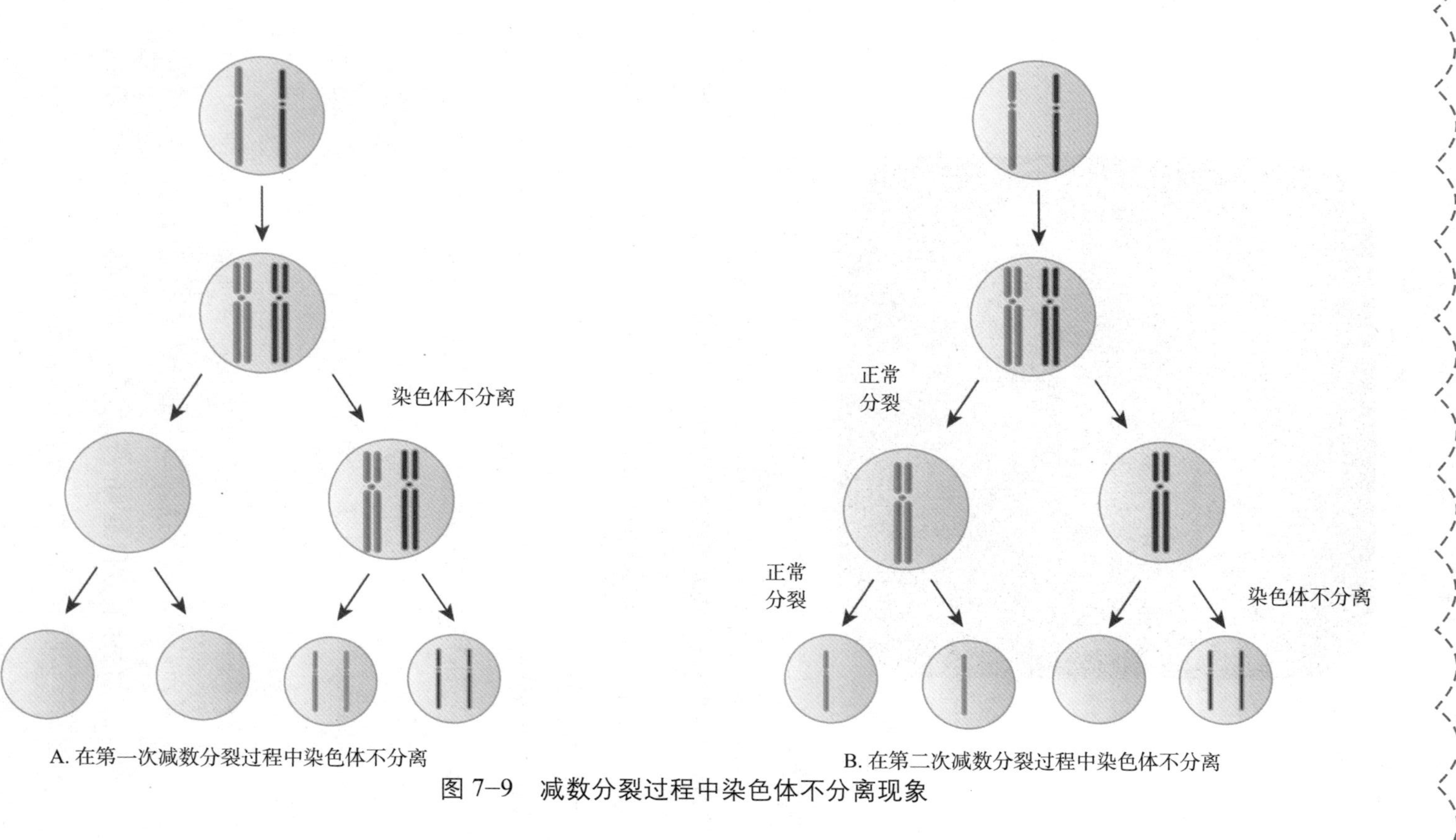

图 7-9　减数分裂过程中染色体不分离现象

研究表明，唐氏综合征的发生具有偶然性和随机性，任何年龄的产妇都有可能生下唐氏综合征患儿。但是随着产妇年龄的增加，发生率明显增加：产妇的年龄小于25岁时发生率是1/2 000，年龄达到35岁时发生率迅速上升到1/300，45岁后发生率则高达1/30。这可能与卵母细胞随着产妇年龄增大而更容易出现染色体不分离的现象相关。

我国每年约有90万例具有出生缺陷的患儿出生，其中唐氏综合征患者有2.3万～2.5万例。对于唐氏综合征的患者，目前尚缺乏有效的治疗手段，患者由于智力发育迟滞和其他一些疾病，需要家人花费大量时间和精力进行照料。为提高人口质量，减轻社会负担，2000年我国正式启动了“出生缺陷干预工程”。孕妇在产前检查时，大夫会通过B超或一些血液检查判断是否有21三体相关的特征性指标出现。如果有异常表现，则会进一步通过羊水穿刺的方法获得胎儿的染色体核型。如果确实是21三体的话，则会根据父母的意愿决定是否要终止妊娠。随着产前检查和产前诊断在我国各地全面普及，我国21三体患儿的出生率呈现下降趋势。

尽管唐氏综合征的患者智力发育迟滞，但是他们也通过努力向世界展示着自己的风采。1997年，一部叫《舟舟的世界》的纪录片，使唐氏综合征患者胡一舟成为家喻户晓的人物。舟舟1978年出生于湖北武汉，父亲是武汉歌舞剧院的低音提琴演奏员。父亲在乐团排练时，舟舟无师自通指挥的场景被编导发现，因此有了长达10个月的跟踪拍摄，向人们揭示了唐氏儿的世界。舟舟也因此有机会与中央芭蕾舞团交响乐团、中国歌剧院交响乐团以及美国的辛辛那提交响乐团合作演出。

1996年出生的澳大利亚姑娘玛德琳·斯图尔特（Madeline Stuart），是世界上第一位征服主流T型台的唐氏综合征专业模特，她连续几年在伦敦、纽约等著名时装周上为知名品牌走秀，在T型台上展示着唐氏儿独特的美丽与风采。舟舟和斯图尔特向世界展示了他们脸上灿烂的笑容，也展示了他们坚强乐观的性格，充分体现了“所有的生命都值得尊重”这一理念！

第八章
伺机作乱的坏分子——致畸因子

以前人们一直认为所有的出生缺陷都是遗传因素造成的，直到20世纪中叶发生了几个重要事件（反应停事件、水俣病事件），人们这才意识到子宫并不是万能的保险箱，胎儿还是会直接或间接的受到外界因素影响而导致畸形发生，甚至流产死亡。

哪些因素可以威胁胎儿发育呢？目前已知的有以下几个大类：一类是生物因素，如巨细胞病毒、风疹病毒、弓形虫、梅毒螺旋体等；一类是物理因素，如高温、射线、机械压迫等；还有一类是化学因素，如农药、重金属等。除此之外，母亲自身的健康状况、生活习惯、服药史等也会对胎儿发育造成影响。

这些因素有的经过胎盘直接进入胎儿体内，破坏胎儿发育；有的会引起母亲发热、缺氧等，从而影响母亲通过胎盘给胎儿的物质供应，间接地干扰胎儿发育。无论是直接的还是间接的作用，我们把最终引起死亡或是出生缺陷的环境因素统称为致畸因子。

一、 新生儿怎么会得白内障

1941 年，澳大利亚悉尼的一位眼科医生诺曼·格雷格（Norman Gregg，1892—1968），注意到澳大利亚各地突然出现了大量患有先天性白内障的新生儿。新生儿怎么得了人们印象中老年人才会患的疾病？经过调查，他发现 1940 年澳大利亚全国曾出现风疹大流行，患儿的母亲在妊娠期的前 3 个月都曾被感染过。格雷格大夫通过对 78 个病例的分析，提出这些患儿的先天性白内障以及并发的其他症状（低体重、先天性心脏病、小眼畸形等），可能与母亲曾感染过风疹病毒相关。这是人们首次提出环境因素可能会导致出生缺陷，刷新了之前出生缺陷都是遗传因素导致的观点。

1943 年，另一位澳大利亚医生通过对 49 位孕期感染过风疹病毒的孕妇进行分析，发现 31 位孕妇的孩子有出生缺陷，其中 29 位是在妊娠期的前 3 个月受到感染的。该医生证实了格雷格医生的观点：孕早期感染风疹病毒会导致胎儿出现白内障、先天性心脏病，另外还可能出现耳聋、小头、小眼等多种畸形。白内障、耳聋、先天性心脏病被认为是先天性风疹综合征的三个典型表现，所以先天性风疹综合征也叫作眼耳心综合征。

1964 年美国发生风疹大流行，约有 20 万患先天性风疹综合征的新生儿出生。经过这次大爆发，人们深刻认识到风疹病毒对胚胎发育的严重影响。

风疹病毒是一种 RNA 病毒（图 8-1），在体外生活力很弱，一般通过空气传播，以春季发病为主。风疹病毒一般经呼吸道感染，经过 2 ～ 3 周的潜伏期后开始发病。症状一般较轻，

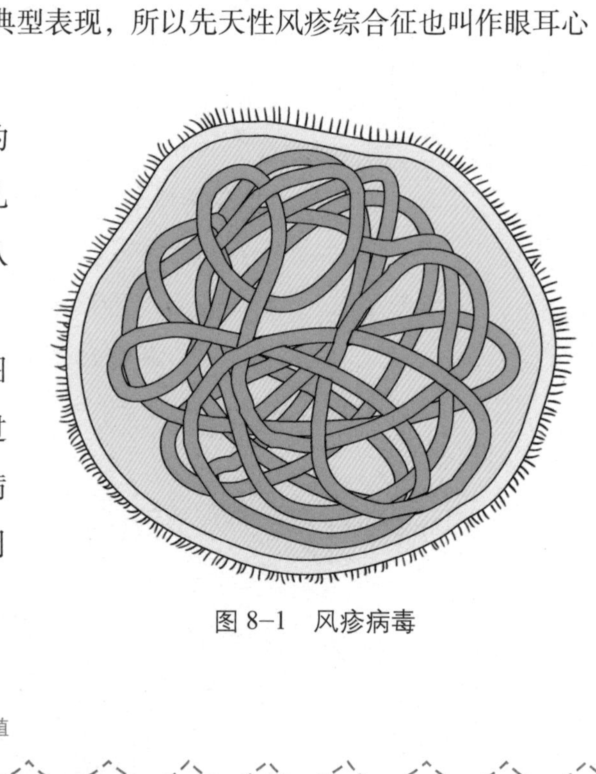

图 8-1 风疹病毒

小贴士　RNA 病毒

病毒是比细菌还小的，没有细胞结构只能在细胞内增殖的微生物。病毒的结构简单，通常由包裹在外周的蛋白质组成的衣壳和内部的遗传物质组成。根据遗传物质的类型，病毒可以分成 DNA 病毒和 RNA 病毒。RNA 病毒种类较多，除了风疹病毒，流感病毒、艾滋病病毒和新型冠状病毒等都是 RNA 病毒。与 DNA 病毒相比，RNA 病毒更容易致病，也更容易发生变异，因此相应的疫苗制备也更困难。

如中低烧及咳嗽、咽痛、流鼻涕等上呼吸道症状，伴有耳后和颈部的淋巴结肿大。发热 1 ～ 2 天后出现皮疹，最先是脸部和颈部出现稀疏的淡红色的细点状丘疹，1 天内蔓布到全身，有些部位可以融合成片，手掌和脚底一般没有皮疹。皮疹一般 2 ～ 3 天内消退，不留或只留较浅的痕迹。

对多数人来说，风疹病毒感染后症状轻微，不会造成严重影响。但如果是妊娠期妇女感染，病毒有可能会通过胎盘进入胎儿体内，引起胎儿染色体断裂和畸变，造成胎儿组织器官的发育障碍，从而影响胎儿发育。妊娠期妇女被感染得越早，胎儿受影响的概率就越大，引起的畸形也越严重。在妊娠期第 1 个月被感染，约有一半胎儿会受到影响；在妊娠期第 3 或 4 个月被感染，胎儿受感染率分别降至 20% 和 5%。妊娠期妇女孕早期严重感染风疹病毒，可能造成死胎、流产或新生儿多种出生缺陷。宝宝出生后可能会患有先天性风疹综合征，如白内障、先天性心脏病（动脉导管未闭，肺动脉狭窄，房、室间隔缺损等）、耳聋及其他畸形等。如果孕中晚期感染，对胎儿影响较轻微或无影响。因此孕妇，尤其是在妊娠期前 3 个月内的孕妇，要特别当心风疹病毒感染。

小贴士

除了风疹病毒，已知的生物致畸因子还有弓形虫、巨细胞病毒、单纯疱疹病毒和其他病原体等。为了便于记忆和开展工作，1971 年美国儿科学会首先采用了这组病原体的英文首字母缩略词——TORCH 作为这组病原体的简称，T 代表弓形虫（toxoplasma），O 代表其他病原体（others），R 代表风疹病毒（rubella virus），C 代表巨细胞病毒（cytomegalovirus），H 代表单纯疱疹病毒（herpes simplex virus）。孕妇在感染以上几种病原体后，自身症状轻微甚至没有明显症状，但它们都可通过胎盘垂直传播，导致胚胎停止发育、死胎或出生缺陷等，所以妊娠期间要尽量避免病原体的感染。

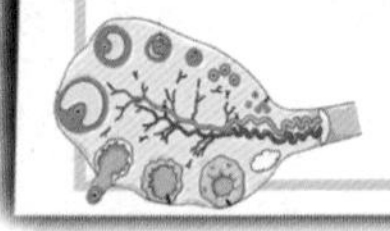

二、孕妇能养猫、养狗吗

弓形虫是已知的对胚胎发育造成较严重影响的病原体之一，它可以破坏胎盘膜，进入胎儿体内，引起流产、死产，或者引起一些如小头畸形、脑积水、视网膜炎、脉络膜炎、弥散性颅内钙化、智力发育障碍等问题。

那么弓形虫是什么呢？弓形虫是一种个体很小的生活在细胞内的寄生虫，因虫体似弓而得名。弓形虫可以感染人和多种动物。除了猫科动物，其他动物都是中间宿主，弓形虫在中间宿主体内只能通过一分为二的无性生殖分裂方式大量增殖，但是不能向外界环境播散后代，因此中间宿主感染后，一般只有宿主本身会生病，并不能传染其他动物。而猫和豹等猫科动物是最终宿主，弓形虫不仅可以在最终宿主体内进行无性生殖，还可以通过雌、雄配子结合的有性生殖方式产生大量后代，进而感染其他动物。

弓形虫进入宿主体内后，可以寄生在任何一种有核的细胞内。急性感染期弓形虫大量增殖，可以播散到血液和脑脊液中。环境条件不好时，弓形虫会以包囊的形式存在，包囊表面是一层坚韧的囊壁，可以抵抗外界的不良环境，便于生存，包囊内部包裹着数量不等的虫体。包囊可在组织内长期存活，甚至伴随宿主的一生。被慢性感染的动物的脑或肌肉内常可观察到包囊。虫体在包囊内可以缓慢增殖，遇到合适的条件时破壁而出，再感染其他细胞，造成宿主发病。与只影响宿主本身的无性生殖方式相比，危害更大的有性生殖只发生在猫科动物的小肠上皮细胞内，雌、雄配子交配后形成卵囊。卵囊脱落进入粪便，最终排出体外。被感染的猫科动物每天可以排出上千万个卵囊，并持续 10 ～ 20 天。刚排出的卵囊不具有感染力，必须要在合适的湿度和温度下发育 1 ～ 4 天，才能发育成含 8 个子孢子的具有感染力的成熟卵囊（图 8–2）。

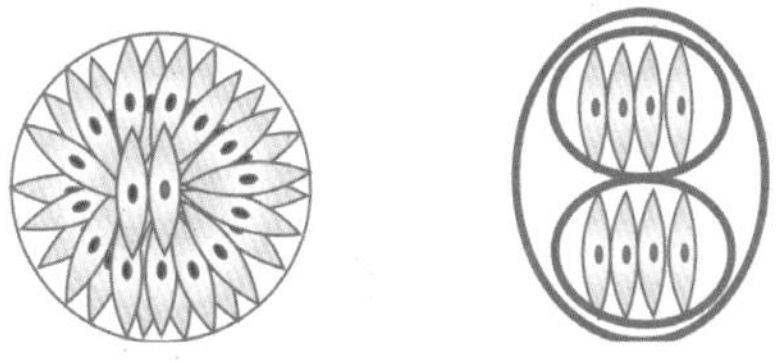

A. 包囊　　B. 卵囊

图 8–2　弓形虫形态示意图

人可能通过以下途径感染弓形虫：吃了未煮

熟的被感染动物的肉、蛋、奶；接触了含有弓形虫成熟卵囊的猫科动物的粪便或被粪便污染的水或土壤。免疫力正常的人，感染后多半没有症状，或者出现头痛、发热、淋巴结肿大等非特异性症状，数天后即可自愈，所以通常不会知道自己曾被弓形虫感染过。但是，免疫力低下的人群，如艾滋病患者或者器官移植后采用免疫抑制剂治疗的患者等，则可能造成全身广泛感染，甚至出现弓形虫脑炎而死亡。如果孕妇，尤其是处于妊娠期前 3 个月的孕妇感染了弓形虫，可能造成死胎或胎儿神经系统畸形、智力发育障碍等严重后果。

那么孕妇还可以养猫、养狗吗？其实家里养的宠物猫，一般都没出过家门，而且都会注射相关的疫苗，因此没有机会接触到弓形虫卵囊的“猫主子”是不会被感染的。即使是偶尔出门自由玩耍的猫，如果担心其粪便里有弓形虫污染，那么及时清理猫屎（刚排出体外的卵囊是没有感染能力的），或者暂时将“铲屎官”头衔让给家人，再认真做好个人卫生也就可以了。而宠物狗即使感染了弓形虫，也只能是中间宿主，不会通过粪便或接触传染人类。所以，孕妇在怀孕之前一直在养猫或养狗，怀孕后还是可以继续养的，不用过度担心。与之相比，流浪猫就没有这么安全了，所以孕妇要尽量避免在孕期接触流浪猫，同时不要食用没有煮熟的肉类或未经检疫的奶制品。如果还不放心，可以在准备怀孕前检测一下自己是否有弓形虫的抗体，如果检测结果显示近期曾经有过感染的话，最好先不要怀孕。同样，也可以给宠物猫查查抗体，检查合格的“毛孩子”可以放心地陪伴孕妇（图 8–3）。

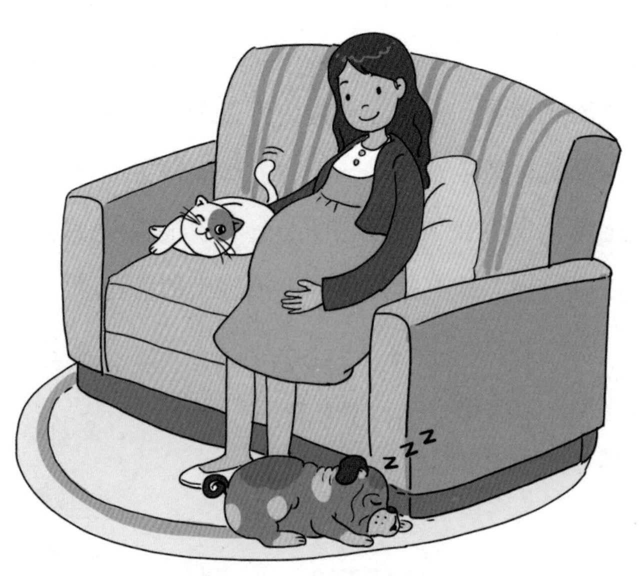

图 8–3　孕妇养猫、养狗

三、猫咪为什么会跳海自杀

日本九州南部沿海有个紧邻水俣湾的小镇，这里原本只是个以渔业为生的安静小镇，却由于水俣病的出现而变得名声大噪。

20 世纪 50 年代，人们观察到当地的猫出现了一些奇怪的行为，走路摇摇晃晃，有些还会麻痹抽筋，甚至跳海自杀。随后不只是猫，当地有些居民也陆续出现了手足麻痹、口齿不清、走路困难、大声狂叫等症状。患病的人越来越多，连婴幼儿也不能幸免于难，而医生却一直找不到原因。

为此，熊本大学成立了水俣病医学研究组。经过大量调查，人们的视线逐渐集中到了猫和人都会进食的鱼类和贝类身上。1963 年，研究组在水俣湾的鱼类和贝类的体内提取到了甲基汞的结晶，用甲基汞的结晶和水俣湾的鱼类、贝类分别喂食实验猫，实验猫出现了与之前“自杀猫”表现相同的典型的有机汞中毒的症状。同时，在已死亡患者的大脑和小脑组织中也观察到了甲基汞中毒的病理改变。

那么这些甲基汞是从哪儿来的呢？原来水俣湾有一家氮肥公司，从 1949 年开始生产氯乙烯，1956 年产量更是超过了 6 000 吨。在制造氯乙烯的过程中会产生大量含有无机汞的废水，这些废水被直接排入了水俣湾。无机汞随即被海底淤泥里的细菌转化成了毒性很强的甲基汞，造成了甲基汞对海洋环境的污染。鱼类和贝类吃了污染水域的生物，猫和人又吃了被污染的鱼类和贝类，甲基汞就这样通过食物链一级一级的传递与富集，最终导致食物链顶端的猫和人中毒（图 8-4）。食入了甲基汞污染水域中的鱼、虾、贝类等所引起的甲基汞中毒，因其首先在日本熊本县水俣湾被发现，因而被命名为水俣病。

汞进入人体内主要累及神经系统，因为脂溶性的甲基汞与脑组织中富含的类脂成分有很高的亲和力，所以甲基汞进入人体内更容易在脑组织蓄积，造成进行性不可逆性的损伤。脑组织损伤的症状主要包括感觉障碍、视野缩小、运动障碍、听力及言语

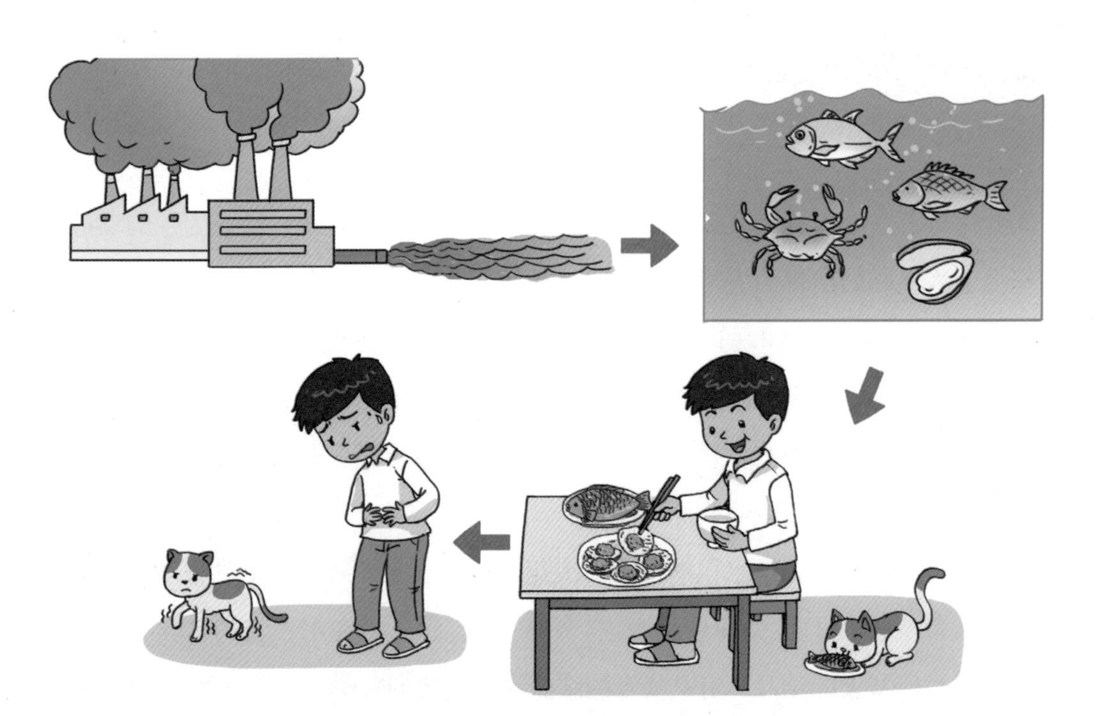

图 8-4　水俣湾甲基汞污染途径

障碍等，重症者出现神经错乱、痉挛，甚至死亡。

孕妇食用了被甲基汞污染的海产品后，除了自身会出现症状，甲基汞还会通过胎盘进入胎儿体内，破坏胎儿发育中的中枢神经系统。患儿出生后会陆续出现如生长发育不良、咀嚼吞咽困难、严重的精神迟钝、癫痫、共济失调、肌肉萎缩等各种症状，甚至死亡。

先天性水俣病是人们了解到的首个化学致畸因子——甲基汞诱发的出生缺陷。现在人们认识到，除了甲基汞，铅、砷和一些农药等都有致畸作用，需要加以注意。

四、“海豹胎”是怎么发生的

20 世纪 50 年代，联邦德国的格兰泰制药厂在欧洲市场推出了一种叫沙利度胺（商品名为反应停）的药物，称它有良好的镇静、催眠作用，而且可以抑制恶心、呕吐等妊娠反应。许多孕妇在服用该药后，恶心和呕吐的症状确实得到了明显的缓解。一时间反应停风靡全球，包括联邦德国、荷兰、英国、日本、加拿大、肯尼亚等 40 多个国家，都有医生在使用这种药物治疗孕妇的妊娠反应。

随后的几年，医生们发现多个国家陆续出生了一些肢体异常的婴儿。他们有些没有四肢或者四肢短小，有些没有上肢，残缺的手指直接连在躯干上。因为四肢短小的情况形似海豹，被称为“海豹肢畸形”或“海豹胎”。1961 年，一位澳大利亚产科医生在英国著名医学杂志《柳叶刀》上发表论文，指出沙利度胺是这些婴儿四肢畸形的元凶。德国的儿科医生维杜金德·伦茨（Widukind Lenz，1919—1995），也在对多起婴儿进行了深入调查后得出同样的结论：婴儿四肢不全与母亲在妊娠早期服用沙利度胺相关。沙利度胺终于在 1961 年禁止销售，但世界上受其影响的婴儿已超过 1 万名。反应停事件成为历史上最大的人为医疗灾难事件。

受到影响的众多国家中并没有美国。美国是怎样逃过这一劫的呢？原来美国的一家叫梅里尔的公司拿到了沙利度胺在美国的经销权，并于 1960 年向美国食品药品监督管理局提出了上市申请。负责审核沙利度胺上市资料的是毕业于芝加哥大学刚上班不久的药学博士弗朗西丝·凯尔西（Frances Oldham Kelsey，1914—2015）医生。在审理的过程中，她发现厂商提供的资料不够充足，而且当时已经有文献报道部分患者用药后出现了周围神经病变，因此凯尔西医生要求厂商提供更多动物和临床实验数据，以证明该药的安全性。公司一边答复他们已经研究了该药对妊娠大鼠和孕妇的影响，未发现问题，一边通过各种渠道对凯尔西医生施加压力，以期药物早日上市。但凯尔西医生始终没有妥协，直到沙利度胺致畸作用爆出后，梅里尔公司撤回申请。最终沙利度胺未能在美国大规模上市，避免了大量畸形儿的出生。但此时梅里尔公司已经通过临床实验和免费发放药物等方式，在美国发放了上万片沙利度胺。当时的美国法律规定，在患者同意的基础上，医生可以以实验的名义给患者使用未经批准的新药。这些药物使美国最终有约数十名“海豹肢畸形”患儿出生。1962 年，因为凯尔西医生的出色表现，美国总统肯尼迪（John Fitzgerald Kennedy，1917—1963）授予了她杰出联邦公民服务奖。

在凯尔西医生和其他医生的大力推动下，1962 年美国通过法案进一步加强药品审批管理，并出台了一系列重要规定，如新药在获准上市前必须经过严格的实验，提供药物的副作用和中、长期毒性的数据等，必须对至少两种怀孕动物进行致畸性实验等。这些规定为药品的安全使用奠定了非常重要的基础。

实际上，格兰泰制药厂在沙利度胺上市前已经利用大鼠进行了动物妊娠安全的实验，新生的大鼠并未出现畸形。制药厂也做了孕妇用药观察，并未见异常。那么悲剧为什么还会发生呢？随着科技的不断进步，沙利度胺致畸的谜团才一点点被解开，逐渐呈现在人们眼前。

人们发现沙利度胺是一种手性化合物，它有互为对映体的两种旋光异构体——R（+）构型（右旋异构对映体）和 S（-）构型（左旋异构对映体）。两个异构体的相对分子质量和分子结构相同，但是空间排列形式不同，因此性质不同。其中 R（+）构型具有镇静催眠作用，可以抑制妊娠反应，而 S（-）构型则具有免疫抑制作用，同时也与致畸有关（图 8–5）。当时人们还没有手性化合物的概念，并不了解孕妇服用的沙利度胺相当于是两者的混合物，其中一半起镇静作用，而另一半则起了致畸作用。

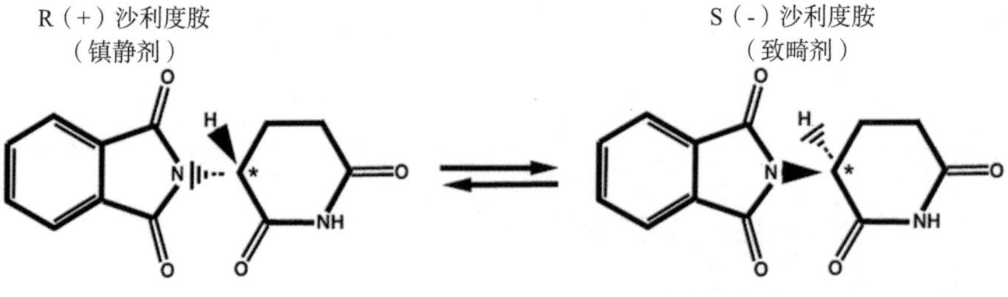

R（+）沙利度胺
（镇静剂）

S（-）沙利度胺
（致畸剂）

图 8–5　沙利度胺的两种旋光异构体

沙利度胺致畸的时间窗很短，仅在受精后 21 ～ 36 天（相当于停经后 35 ～ 50 天）内服药才有致畸作用，因为这几天刚好是胚胎四肢发育的关键期。开始服用药物的时间不同，导致的四肢畸形程度也不同。受精后 21 ～ 23 天内服药，胚胎可能发生外耳缺失。受精后 24 天开始服药，会出现上肢畸形，包括上肢缺失、上肢短小等。受精后 26 天开始服药，会合并出现下肢缺失或短小。受精后 33 ～ 36 天内开始服药，致畸作用表现在拇指畸形等。超过受精后 36 天服药则基本无致畸作用（图 8–6）。而药物上市前制药厂对孕妇进行的小规模实验中，服药孕妇的妊娠期并不在上述关键期内，所以也就没有观察到致畸效果。

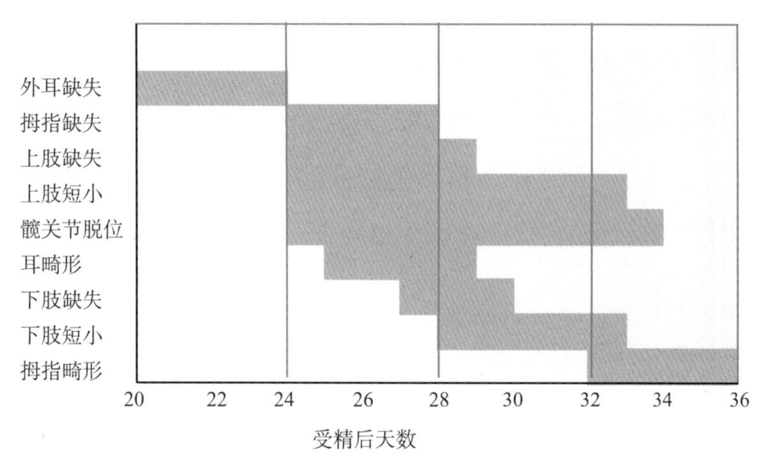

图 8–6　沙利度胺服用的时间与后果

沙利度胺导致四肢畸形的致病机制至今尚未完全搞清楚，人们为此提出了很多假说。有人认为 S（-）构型的沙利度胺可能干扰了叶酸合成从而致畸；也有人认为沙利度胺有抗血管发生的作用，药物使四肢的血管发生出现障碍而致畸；还有人提出沙利度胺会与一种叫 cereblon 的蛋白结合，当二者结合后，会将在胚胎肢体发育中起重要作用的锌指蛋白转录因子 SALL4 贴上错误标签而被降解掉，最终导致肢体不能正常发育，而大鼠的 cereblon 的编码基因与人类略有不同，正是这个不同使沙利度胺无法与大鼠的 cereblon 结合，也就不会干扰大鼠肢体发生而致畸了。

随着对沙利度胺了解的逐渐深入，人们发现它具有抗血管发生、抑制免疫反应等功能，因此沙利度胺又重新回到了人们的视线中，目前被用来治疗非孕妇人群的麻风、系统性红斑狼疮、多发性骨髓瘤等疾病，并取得了较好的疗效。但是，由于部分患者并未认真遵守医嘱，在妊娠早期服用了该药，导致海豹肢畸形的患儿又重新出现在巴西等国家。

沙利度胺是人类第一个知晓的有致畸作用的药物，随后在一个个悲剧发生之后，人们又发现了其他一些致畸药物，比如抗肿瘤的甲氨蝶呤、抗病毒的病毒唑、抗癫痫的苯妥英、抗凝血的华法林钠等。这些药物具有严重的致畸作用，在妊娠期间禁止使用。有些药物经过若干年实践没有出现危害胚胎的证据，可以在妊娠期间安全使用，比如青霉素、阿奇霉素和叶酸等。妊娠期间既不能草木皆兵，因为怕致畸而拒绝服用任何药物，也不能毫无顾忌地乱吃药。即使是比较安全的维生素，大量服用也可能会致畸，特别是维生素 A，正常范围量的维生素 A 是安全的，而大剂量的维生素 A 有明确的致畸作用，所以孕妇一定要在医生指导下安全用药，避免悲剧发生。

五、巴西为什么会出现小头畸形的婴儿

2016 年 8 月，第 31 届夏季奥运会在巴西里约热内卢拉开帷幕，正当大家摩拳擦掌地准备去巴西观摩这一体坛盛会的时候，一瓢冷水泼在了大家高涨的热情上，这就是寨卡病毒的阴影。2015 年，寨卡病毒忽然在中南美洲和加勒比海地区蔓延开来，20 多个国家出现了寨卡病毒感染的病例，巴西的疫情尤为严重，8 个月的时间 150 万人感染。2016 年 2 月 1 日，世界卫生组织宣布：寨卡病毒感染为“国际关注的突发公共卫生事件”。

寨卡病毒并不是2015年才出现的新病毒，早在1947年，它就出现在人们的视线中。

因为病毒首次是从非洲乌干达寨卡丛林里生病的恒河猴体内分离出来的，因此被命名为寨卡病毒。1953 年，在尼日利亚发现了第一例人类感染寨卡病毒的病例，1969 年，亚洲（马来西亚）首次分离出该病毒，2007 年，位于南太平洋地区的密克罗尼西亚群岛的雅浦岛出现了首次寨卡病毒大规模爆发，约 8 000 人被感染。寨卡病毒是单链 RNA 病毒，属于黄病毒科黄病毒属。它是通过伊蚊、也就是我们常说的花腿蚊子传播的。当伊蚊叮咬了被寨卡病毒感染的人或动物，再去叮咬其他人时，会把病毒传播出去。被寨卡病毒感染后，大约只有 20% 的人会出现症状，症状也比较温和，常见的有低热伴瘙痒性斑丘疹、关节痛 (尤其是手足的小关节) 等，一般持续数天后患者自行恢复。

既然感染了寨卡病毒后症状比较温和，那么为什么会引起人们大规模的恐慌呢？因为就在病毒肆虐的同时，巴西各地相继报告了大量小头畸形的患儿出生，从 2015 年 3 月到 2016 年 4 月间，超过 5 000 例小头畸形患儿出生，而往年这个数字从未超过 200 例。小头畸形的患儿头围明显低于正常值，头的顶部小而尖、前额狭窄、枕部平坦、头皮显得比较多（图 8–7）。

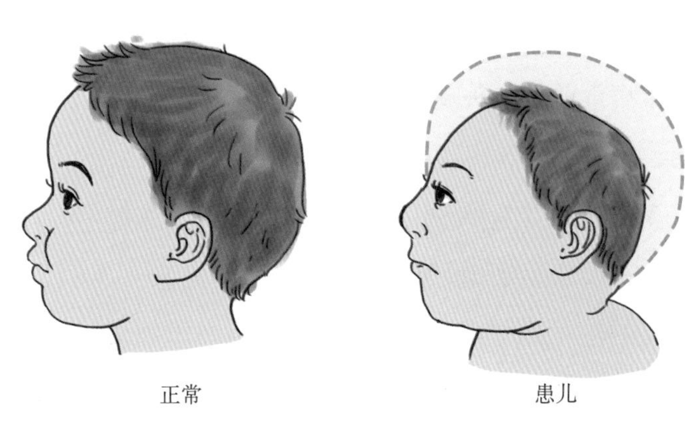

图 8–7　小头畸形示意图

小头畸形的激增与寨卡病毒的肆虐有什么关联吗？最初，人们怀疑可能是灭蚊剂的成分对胚胎脑部发育造成了影响，从而导致小头畸形，因为发现寨卡病毒流行后，巴西全境就开展了大规模的消杀工作。但随着研究逐渐展开，研究者在死亡的小头畸形患儿的胎盘、羊水和大脑内都发现了大量寨卡病毒，然而，这些只是间接证据，并不能证实寨卡病毒就是小头畸形的致畸原因。

2016 年 3 月，科学家们取得了新的进展，来自美国约翰斯·霍普金斯大学的宋红军、明国丽团队在《干细胞》杂志发文，称相较于其他的培养细胞，例如胎儿肾脏细胞系，寨卡病毒更容易感染培养的神经祖细胞，病毒大量复制后破坏了神经祖细胞的发育进程，甚至引起细胞死亡。我们知道神经祖细胞是神经系统的干细胞，在不同时间段将会分化出发号施令的神经元细胞和起保护作用的神经胶质细胞。如果神经祖细胞分裂、分化受阻、甚至死亡，产生神经元细胞的数量势必大幅下降，从而引起脑组织发育障碍。这个来自体外培养细胞的结论，将寨卡病毒和小头畸形之间挂上了钩。2 个月后，一个来自美国华盛顿大学的团队在《细胞》杂志发表论文指出，在寨卡病毒感染的妊娠早期的老鼠模型中，观察到病毒通过胎盘进入胎鼠体内，造成胎鼠宫内发育受限、脑部损伤、甚至死亡。同月，中国科学院遗传与发育生物学研究所的许执恒团队和军事医学科学院的秦成峰团队联合在《干细胞》杂志发文，证实注射入小鼠脑内的寨卡病毒可以大量复制并感染神经祖细胞，抑制该细胞的分裂、分化，还导致成熟和未成熟的神经元死亡，最终导致大脑皮质变薄，出现小头畸形。经过上述一系列实验研究，“寨卡病毒就是小头畸形的元凶”实锤了。

随后几年时间，研究者还发现：不仅神经元细胞的生成发生了障碍，神经胶质细胞的形成也受到很大影响。因为神经祖细胞不仅是神经元的前体，也是星形胶质细胞和少突胶质细胞的前体，而哺乳动物的脑组织中胶质细胞占 50% ～ 90%。所以小头畸形的脑组织减少，不止有神经元的减少，还有大量胶质细胞的减少。此外，寨卡病毒感染还会诱发机体产生强烈的免疫反应，进一步损伤神经元和少突胶质细胞，导致神经纤维不能正常形成髓鞘，引起神经系统损伤。

既然寨卡病毒并不是新发现的病毒，也曾经大规模爆发过，为什么以前没有它有致畸作用的报道呢？2017 年又是许执恒、秦成峰团队解开了这个谜团，他们在《科学》杂志发表的文章报道，在对比了分离自南美的寨卡病毒株与 2010 年柬埔寨分离的寨卡病毒株之后，他们发现来自南美的病毒株“变脸”了，其前体膜蛋白第 139 位氨基酸从早先的丝氨酸变成了天冬酰胺。就是这一个位点的突变，导致病毒在人神经祖细胞中表现出更强的感染能力，引起了更为严重的细胞死亡，因此在巴西等国家造成了大规模的小头畸形发生。这个突变位点的发现也为科学家提供了潜在的临床靶标，为制备更有针对性的抗体或疫苗提供了理论依据。

寨卡病毒是一种 RNA 病毒，与 DNA 病毒相比，它更容易突变，就是一个关键位点的突变，导致其毒力大幅上升，造成了小头畸形的大量出现。目前正在全球肆虐的新型冠状病毒（COVID-19）也是 RNA 病毒，2021 年初，在英国发现了它的一个突变株感染力大幅增加。所幸到目前为止，并没有新型冠状病毒对胚胎发育造成严重影响的报道，但也有少量研究显示，新型冠状病毒可能会影响男性精子的质量，降低男性生育力。希望随着时间推移，人们对新型冠状病毒的了解就像对寨卡病毒那样越来越明了，能找到更多、更好的方法遏制新型冠状病毒的大流行。

第九章 双倍的惊喜——双胞胎

美国俄亥俄州有个叫特温斯堡（又叫双胞胎城）的地方，每年八月都会举办盛大的双胞胎节，来自美国甚至世界各地的双胞胎或多胞胎齐聚一堂，庆祝属于他们自己的节日。特温斯堡的双胞胎节从1976年起每年举行一次，累计超过7.7万对双胞胎或多胞胎参加过该节日，它是世界上规模最大的双胞胎节。其实双胞胎节不只美国特温斯堡有，法国的普勒卡德克也有法国规模最大的双胞胎节，它同时也是欧洲最大的双胞胎聚会之一。我国云南普洱市的墨江哈尼族自治县，从2005年起每年也会举办双胞胎节。

一、 双胞胎是怎么来的

很多人都非常好奇双胞胎到底是怎么来的。要回答这个问题，得先了解一下为什么绝大多数女性一次只能生一个宝宝。女性成年后，在体内激素复杂而精密的调控下，左、右卵巢就像商量好了一样轮番上岗，每个月只有一侧的卵巢会排卵，而且每次只排一个卵。如果这个卵幸运地在输卵管中遇到了意中人——精子，两者擦出了爱的火花，那么受精卵就产生了。一切顺利的话，9 个多月后一个新生命将会呱呱坠地。因为一次只排一个卵，所以一次只会有一个宝宝降生。

不知道什么原因，有些女性偶尔一次排出两个卵，这两个卵也许分别来自左、右卵巢，也许来自同一侧卵巢的两个不同卵泡。不管它们是怎么来的，重要的是它们各自与自己称心如意的精子结合了，这样就形成了两个受精卵，这就是双卵双胎（异卵双胎）的来源（图 9–1）。由于两个受精卵从父母那继承的密码本（遗传密码）各不相同，按照各自独特的密码本翻译出来的信息肯定不一样，所以双卵双胎的孩子从身材、长相到性格、爱好可能都相差甚远，性别也可以不同。如果刚好一个胚胎的性染色体是 XX，另外一个是 XY，那么怀孕一次就儿女双全了，这种龙凤胎无疑是非常让人羡慕的。

双卵双胎有一定的遗传倾向。有意思的是，双胞胎如果曾出现在母亲的家族，那么夫妻生出双胞胎的概率会比普通夫妻大一些；如果双胞胎出现在父亲的家族，生出双胞胎的概率与普通夫妻就没有差别了。此外，母亲的年龄和人种也有影响。母亲的年龄越大，生出双胞胎的概率就越大。在不同人种中，黑色人种双胞胎的发生率最高，白色人种居中，而黄色人种最低。

了解了长得不太一样的双卵双胎是怎么来的，那么那些长得“一模一样”的单卵双胎又是怎么来的呢？既然叫单卵双胎（同卵双胎），就意味着胚胎是由同一个受精卵分裂来的。一个受精卵怎么会分裂成两个呢？受精卵是什么时候一分为二的？

一般情况下，受精卵形成后很快就开始了细胞分裂（卵裂），仅仅几天的时间，

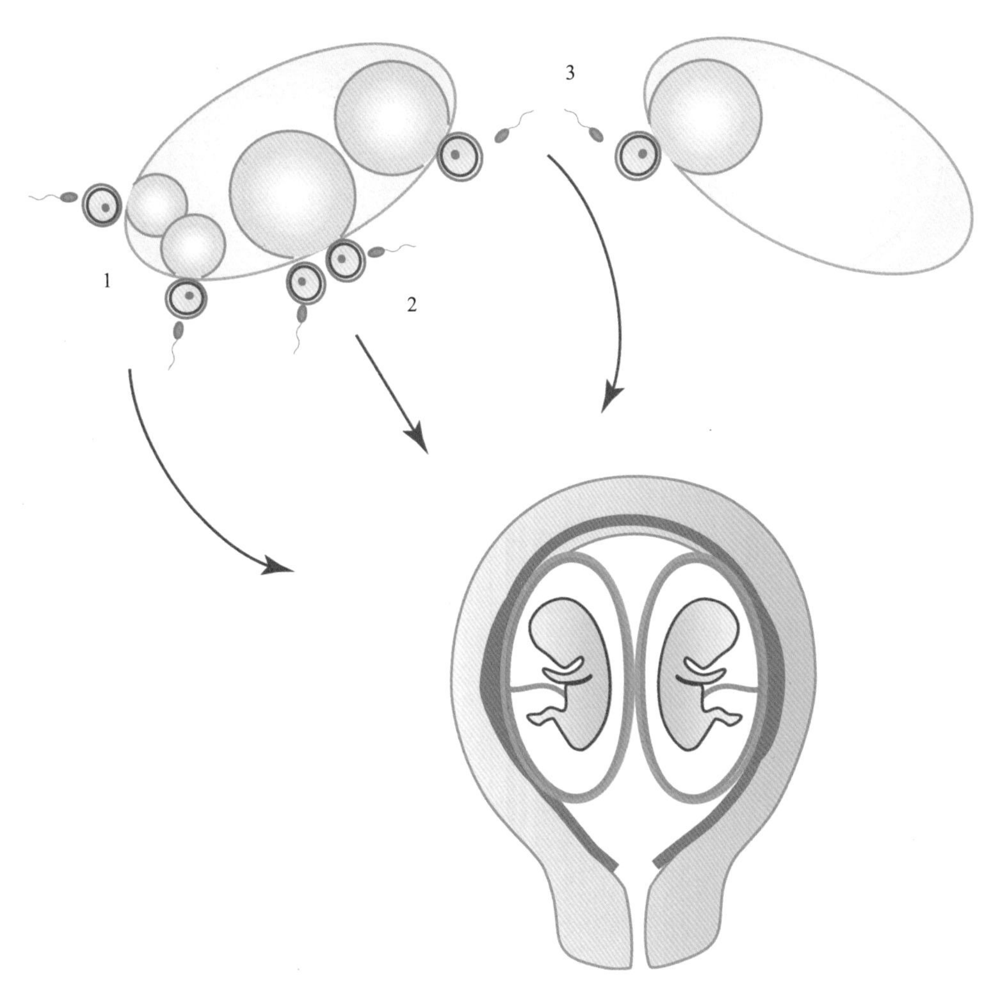

1. 一侧的两个卵泡同时排卵并受精。2. 一个卵泡排出两个卵母细胞并受精。3. 左、右两侧的卵巢同时排卵并受精。

图 9–1 双卵双胎可能的来源

胚胎就会从一个细胞变成一团细胞。到第 1 周末，胚胎已经变成一个称为胚泡的空心球形结构了。胚泡外周的滋养层后续会发育形成为胚胎生长做好后勤保障的绒毛膜，而被精心呵护在胚泡内部的是被称为内细胞群的一团细胞，它们是胚胎真正的原基，在继续生长的过程中分化成胚胎本身（图 9–2）。

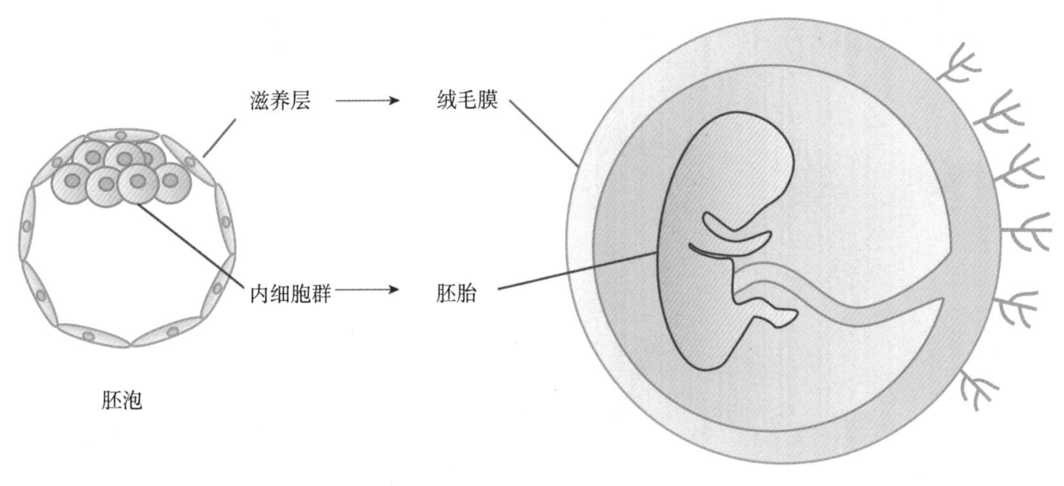

图 9–2　胚泡及其发育

一般情况下，一个受精卵发育成一个胚胎，而单卵双胎则是在受精卵发育的早期分裂成了两个部分，继而各自为战，最终形成了两个胚胎。受精卵分裂的原因至今仍是未解之谜，但是经过科学家们大量细致的观察，发现受精卵分裂的时间大致可以出现在以下三个时段：第一个时段是在受精卵刚开始卵裂不久，细胞就分裂成了两团，然后各自发育成两个独立的胚泡；第二个时段是在内细胞群期，即胚泡形成后内细胞群分裂成了两团；第三个时段是在胚盘期，即内细胞群分化形成胚盘后，胚盘再一分为二，然后各自卷折形成两个圆柱形的胚体。三个时段中，内细胞群一分为二是单卵双胎中最常见的情况，约占总数的 2/3；受精卵卵裂不久即出现分裂的单卵双胎约占 1/3，而胚盘期发生分裂的情况非常少见（图 9–3）。

无论单卵双胎是在哪个时段分裂的，它们手里最初拿到的都是同一个密码本，虽然“复制”“粘贴”变成了两个，但是基本信息都是一样的。然而，毕竟人类的基因组含有约 30 亿个碱基对，每一次细胞分裂都是一个相当庞大的“复制”“粘贴”工程，难免偶尔粗心大意出点差错。这也就是为什么尽管单卵双胎非常相像，但还是会有细微差别的原因。如果差错出现在了关键位置，则可能出现一个宝宝健健康康、另一个宝宝病魔缠身的状况。

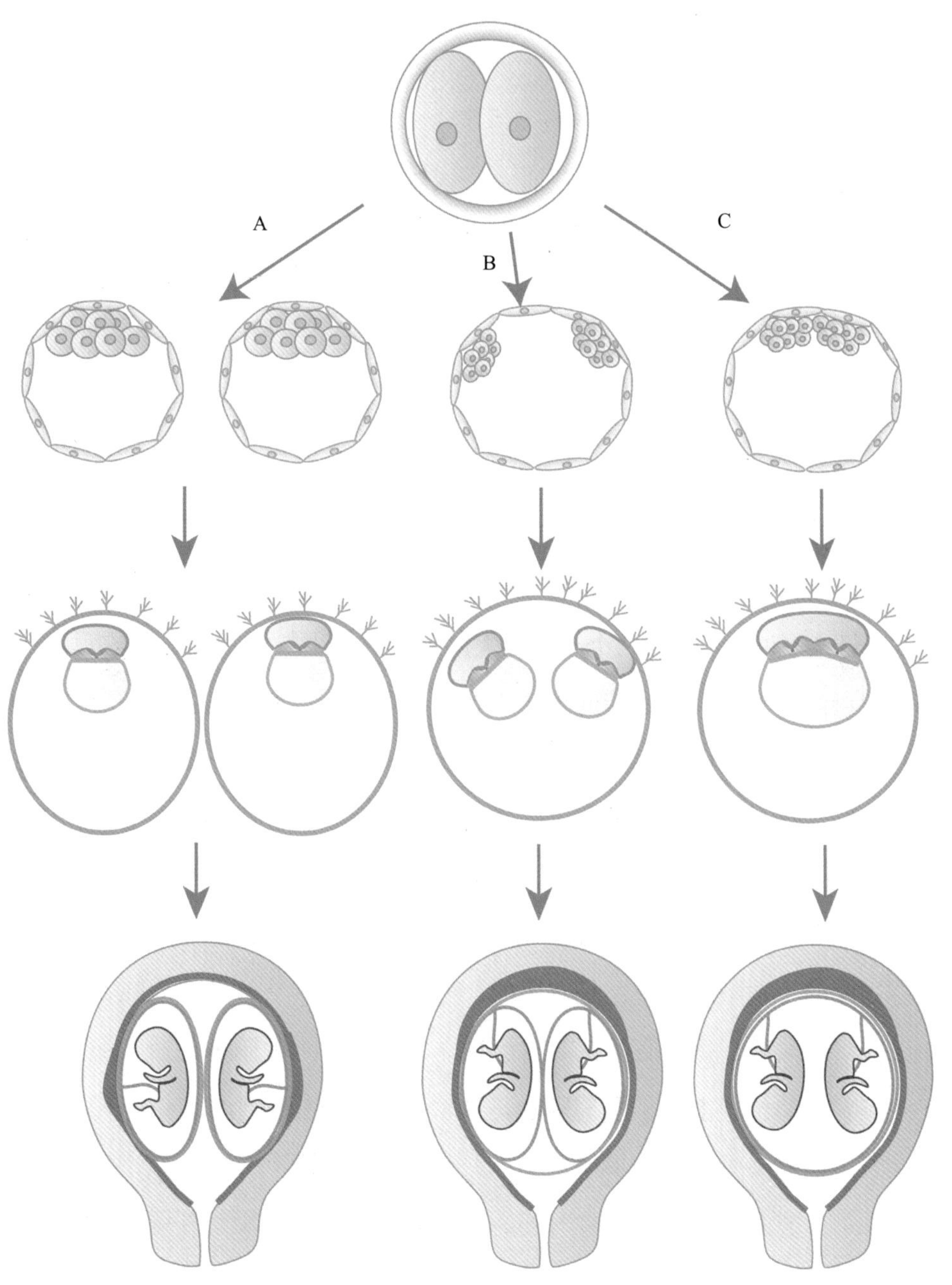

A. 卵裂期分裂的单卵双胎　B. 内细胞群期分裂的单卵双胎　C. 胚盘期分裂的单卵双胎

图 9–3　单卵双胎的形成机制

二、双胎妊娠危险吗

不知道多少人小时候曾希望自己有一个双胞胎的兄弟姐妹陪自己一块儿玩，也不知道多少人曾希望自己将来生一对双胞胎宝宝。实际上，双胞胎的发生率只占新生儿的 1%，这其中 2/3 是双卵双胎，1/3 是单卵双胎。双卵双胎有一定的遗传倾向，而单卵双胎则是随机事件，基本上是可遇不可求的。双胎妊娠属于高危妊娠，妊娠过程中“危机四伏”。

人类的子宫，预设了每次只为一位小客人提供专属的五星级服务，非要一次入住两位小客人，服务质量难免会打折扣，一定会出现资源供不应求的情况。而且两位小客人要同住八九个月，住这么近难免会有摩擦，搞不好还会因为争宠出现你死我活的惨剧。对于母亲来说，同时为两个不断长大的宝宝提供生长空间及必需的营养和氧气，也是非常艰巨的任务。日夜操劳的母亲很容易出现贫血、妊娠高血压综合征等问题，甚至还有可能不堪重负而出现身体停摆的问题。

受精卵形成胚泡后，胚泡壁会进一步发育成绒毛膜，进而参与胎盘的构成，为胚体提供营养和保护，内细胞群会分化为胚胎本身，同时内细胞群还会分化形成羊膜，参与形成羊水保护胚胎。也就是说，一般情况下每个宝宝都是独享妈妈子宫内唯一的一套独栋别墅的，别墅的墙壁还是双层的，内层是羊膜，外层是绒毛膜。

如果是双卵双胎，每个胚胎都有自己独立的羊膜、绒毛膜和胎盘，那就相当于在原来建独栋别墅的位置上建了两栋别墅，虽然每栋的面积小了点，但好在各自独立。如果是在卵裂期就一分为二的单卵双胎，跟双卵双胎的情况非常相似，两栋别墅每人一栋。如果是分裂发生在内细胞群时期的单卵双胎，独栋别墅的外墙——绒毛膜都已经建好了，那么只好在别墅里建两个独立房间了。如果受精卵分裂得再晚一点的话，房子都建好了，两个宝宝就只能挤在同一个房间里了。

双卵双胎的宝宝每人都有独立的别墅住，除了会共同享用妈妈提供的营养和氧气等资源，两个宝宝互不干涉、各自玩耍。住在一栋别墅内各自不同房间的宝宝，虽然互不见面，但会共享一些设施，比如与母亲进行物质交换的胎盘，多数情况下宝宝们相安无事，但也有少数情况会因为争抢资源而两败俱伤。例如在单卵双胎宝宝们共享的胎盘中可能会出现动静脉吻合血管——一个宝宝的动脉与另一个宝宝的静脉直接连在一起，这时一个宝宝的血液会大量进入到另一个宝宝的体内，那么供血的宝宝会因为得不到足够的营养和氧气而变得越来越瘦小和衰弱，受血的宝宝看似获得了更多的营养和氧气而显得膘肥体壮，但实际上他可能会由于被迫接受了大量同胞兄弟或姐妹送来的血液而导致心脏不堪重负，这就是双胎输血综合征(图9–4)。然而问题最大的还要属同住一个房间的单卵双胎，两个宝宝你打我一拳、我踢你一

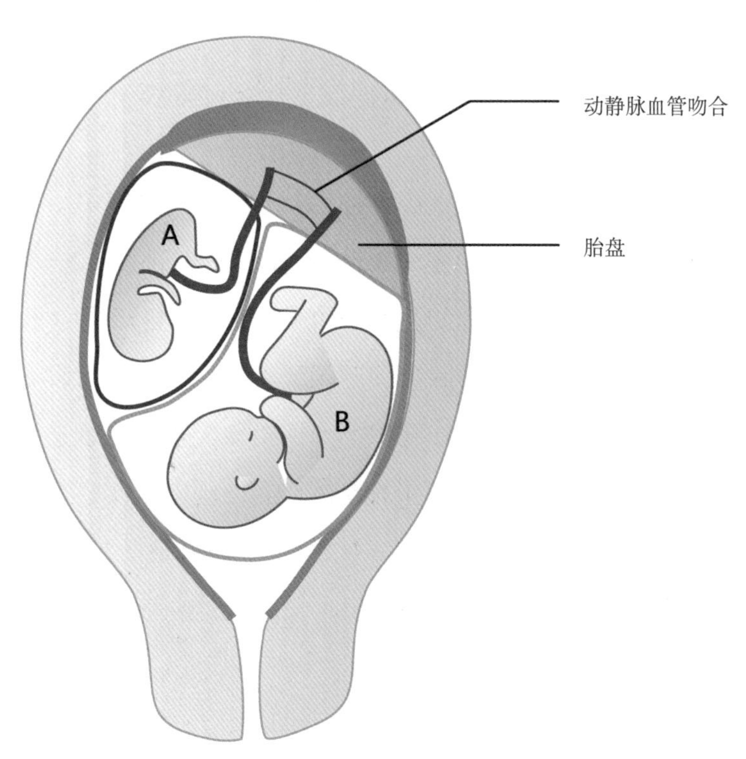

A 宝宝的动脉与 B 宝宝的静脉相吻合，发生双胎输血综合征。

图 9–4　双胎输血综合征模式图

脚是常有的事。如果活动得太过剧烈的话，还会不小心把脐带缠绕在一起而无法松开，那么宝宝们会因为生命线被掐断而丧命。如果两个宝宝在发育早期太过接近的话，还可能出现部分肢体相连或融合的现象。因此分离发生在胚盘阶段的单卵双胎，虽然非常少见却是危险性最高的一种。

综上所述，双胞胎的“中奖”概率不大，一旦“中奖”，在欣喜之余一定要配合医生做好各项检查和监控工作。医生通过 B 超可以观察到双胞胎胎盘、胎膜的情况，判断宝宝是合住还是住单间。根据不同的情况，医生会采取不同的对策指导孕妇，帮助孕妇顺利地度过孕期。

三、三头六臂的哪吒有原型吗

1990 年，美国明尼苏达州出生了一对孪生姐妹阿比盖尔·亨塞尔（Abigail Loraine Hensel，1990—　）和布里塔妮·亨塞尔（Brittany Lee Hensel，1990—　），与普通的双胞胎不同，她们两个是连在一起的，在一个稍宽的躯干上有两个头、三只胳膊（她们脖子之间的第三只胳膊后被切除）和两条腿。她们的样子有没有让你觉得与《西游记》中三头六臂的哪吒有些相似呢？不知道当年吴承恩在创造哪吒这个形象时，是不是也看见过类似亨塞尔姐妹这样的连体双胞胎呢？其实亨塞尔姐妹这样的双胞胎是连体双胞胎中连体部位最多见的一种类型。你也许还听到过或看到过胸部、腹部、臀部甚至头部相连的双胞胎。到底发生了什么让这些双胞胎连到一起了？连体的部位为什么会有多有少呢？

单卵双胎的分裂可能出现在卵裂期、内细胞群期或胚盘期这三个时段。前两个时段发生的分裂，双胞胎会形成各自的羊膜囊，每个宝宝都有独立的房间住，彼此连面都见不到，也就不可能发生连体。而发生在最后一个时段——胚盘期的分裂，两个胚胎生活在一个羊膜囊中，这样就有可能由于分裂得过晚或靠得太近而发生连体。分裂发生得越晚，相连的部位可能就越多。如果两个胚盘已经靠近到无法再分裂成两个独立的部分时，最终就会发育成像亨塞尔姐妹那样，身体绝大部分连在一起的情况。

据统计，连体双胞胎大多数在胚胎时期就已经死亡了，出生率只有二十万分之一，能顺利长大的连体双胞胎的概率仅为千万分之一。在成活的连体双胞胎中胸壁或上腹部相连最常见，约占总体的3/4，剩余的1/4是其他部位连体。头颅连胎非常罕见，其发生率约为每一百万次分娩出现0.6例。

目前已知最早有照片记载的连体双胞胎是1811年出生在暹罗（现泰国）的恩（Eng Bunker，1811—1874）和昌（Chang Bunker，1811—1874），兄弟俩胸部相连。他们因为随马戏团在世界各地巡回演出而广为人知，“暹罗双胞胎”也因此成了连体双胞胎的代名词。他们后来在美国与一对姐妹结婚，兄弟两人共育有21个子女，1874年他们因病去世。

由于身体相连，生活极其不便，有些双胞胎会选择去做分离手术。医生会根据连体双胞胎共用器官的多少以及身体状况等决定是否能进行手术。随着科技的进步，连体双胞胎分离成功的报道越来越多。2017年，经过长达半年的准备，美国费城儿童医院的医疗团队成功地为一对仅有10个月大的头部相连的小姐妹实施了分离手术，共有30多位医生参与其中。这是过去60多年来费城儿童医院分离的第23对连体双胞胎，同时也是有史以来实施分离手术年龄最小的双胞胎。2019年1月，在两个小姐妹愉快地度过了2岁生日之后，医疗团队将这个案例发表在了《新英格兰医学杂志》上。

有些双胞胎是无法分离或者不愿意分离的，就像亨塞尔姐妹。她们俩虽然有各自的心脏、肺和胃等器官，但是肝脏、小肠、大肠、生殖系统只有一套。两人在婴儿时期接受手术切除了未发育好的第三只胳膊，12岁时还接受手术矫正脊柱侧凸并扩大胸腔，以防止呼吸困难。她们身体的左右两侧虽然是由不同的大脑控制的，却能非常协调地配合完成各种动作，包括跑步、游泳、骑自行车，她们甚至还考取了驾照。2012 年她们大学毕业，专业为教育学，如今姐妹俩积极乐观地生活在一起。

四、单卵双胎性别会不一样吗

2018 年 5 月某个自媒体上报道了泰国的一对 9 岁连体双胞胎，文章对这对双胞胎是这样描述的:“多年前,泰国那空沙旺府的一名妈妈生下来一男一女一对双胞胎,但这两个孩子是连体婴……”看到这，你有没有觉得疑惑？不是说连体双胞胎是同一个受精卵在胚盘期没能分开造成的吗？既然是单卵双胎，怎么会有不同性别呢？根据这篇报道中所提供的信息，追踪到原始资料，发现泰国的这对连体双胞胎根本不是一男一女，她们是性别相同的姐妹两个。不过从照片上看，一个姑娘的头发长一些，另一个则剪得比较短，有点像个男孩子。真相大白了，作者可能仅仅根据照片主观臆断或者是为了博取点击率，炮制了这样一则假消息。

然而在 2019 年 2 月 28 日，世界顶尖的医学杂志——《新英格兰医学杂志》上发表了一篇文章，报道了来自澳大利亚布里斯班市的一对双胞胎，早期产检时大夫认为他们是单卵双胎，进一步检查时发现他们是一男一女。这是怎么回事，到底哪里出问题了？

我们先回顾一下这对双胞胎妈妈的产前检查过程吧。当这名 28 岁的孕妇，妊娠 6 周后第一次去做 B 超时，大夫发现她怀的是一对双胞胎，而且是单卵双胎，因为双胞胎有各自的羊膜却共享一个绒毛膜。根据前面章节的知识，我们知道，像这种住在同一栋别墅但拥有各自独立房间的是单卵双胎中最常见的一种，即在内细胞群时分裂成两部分的那种类型。14 周时孕妇再次做常规产检时，被告知从 B 超的影像判断,双胞胎中一个是男孩,另一个是女孩。不是单卵双胎吗？怎么性别不一样，是不是查错了？影像大夫和病理大夫再次复核，结果确实是一男一女，也确实只有一个绒毛膜。这不符合常理呀，是不是有什么异常情况存在？心存疑虑的大夫们在孕中期分别对两个胚胎进行了羊水穿刺，将得到的细胞培养后进行了一系列遗传学检查。结果发现这对双胞胎都是嵌合体，他们的羊水中都有两种类型的细胞，一类的染色体核型是（46，XX），另一类是（46，XY）。一个孩子羊水中两种类型细胞的比例大致相等；另一个孩子羊水细胞中 XX 型的细胞占大多数（9:1）。继续把这两种类型细胞的基因与他们父母的基因进行比对后发现，两类细胞来自妈妈的基因都是一致的，而来自父亲的基因大部分相同，也有少部分不同。这就意味着这对双胞胎是单卵双胎，他们是由父亲的两个精子同时进入了卵母细胞后形成的受精卵发育而来的。

通常情况下，两个精子同时与一个卵子结合，会形成一个有三套、69 条染色体的受精卵，这个三倍体受精卵在继续发育过程中或在出生后不久就会死亡。然而这对双胞胎虽然都是嵌合体，但他们的细胞都是正常的二倍体，而不是三倍体，这是怎么回事呢？研究者经过一系列数据分析后，推测出如下答案：这个三倍体受精卵在第一次卵裂时形成了三套纺锤体，然后分裂形成了三个二倍体细胞；其中一个两套染色体都是来自于父亲的细胞不久就死亡了，另外两个细胞都有来自父母双方的整套的染色体，而这两个细胞的性染色体核型分别是 XX 型和 XY 型；两个不同基因性别的细胞不断分裂，拥挤在一起，等到形成内细胞群时分成了两部分，就像常见的单卵双胎一样；两个内细胞群各自发育，形成了自己独立的羊膜，但外周只有一个绒毛膜包裹；两个内细胞群的细胞都是嵌合体，不过一个含 XX 染色体的细胞占绝大多数，这个孩子的表型特征呈现女性；另一个含 XX 染色体细胞与含 XY 染色体的细胞数量接近，在 Y 染色体睾丸决定因子和足量的雄激素作用下，他的表型呈现男性特征（图 9–5）。

至此这对单卵双胎却有不同性别的谜团终于解开了，科学家把这种情况命名为“半同卵双胞胎”或“倍精双胞胎”，这种情况极其罕见，除了 2007 年报道的一例外，这是世界上报道的第二例半同卵双胞胎。

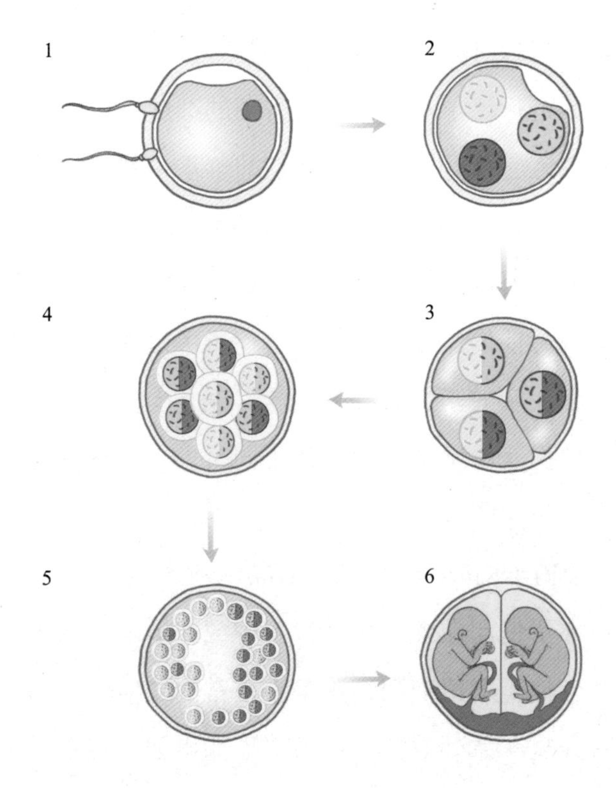

1. 两个精子进入同一卵子。2. 受精卵内有 3 套染色体。3. 受精卵分裂成 3 种二倍体细胞。4. 细胞复制分裂。5. 内细胞团一分为二，各自带着不同比例的细胞。6. 半同卵双胞胎形成。

图 9–5　半同卵双胞胎形成示意图

第十章
来之不易的礼物——试管婴儿

大多数夫妻都希望得到一个象征双方生命延续的宝宝，如果不采取避孕措施的话，他们每个月都有10%～20%的机会成功怀孕，而在一年内成功怀孕的概率可以达到80%，也就是说多数夫妻很快就能如愿以偿。但是，也有少数夫妻正常性生活超过一年以上仍然无法成功怀孕，意味着他们可能患有不孕不育症，需要去医院做进一步检查。有研究显示，全世界大约每八对夫妻中就会有一对不能生育，占育龄人群的10%～15%。而且随着生活节奏的加快、社会压力的增大以及环境污染的加剧，这一比例还在呈现逐年上升的趋势。

盼子心切又求而不得的夫妻往往会承受巨大的心理压力与痛苦，有什么方法能够帮助他们呢？也许有人会说试管婴儿呀！那么你了解试管婴儿吗？什么是试管婴儿？试管婴儿能够帮助所有不孕不育的夫妻吗？

一、试管婴儿是在试管中长大的吗

说到试管婴儿，你的脑海里会不会浮现出这样的场景：一个个大大小小的胎儿安详舒适地悬浮在装满培养液的透明容器里，他们的父母则通过大屏幕慈爱地看着自己的宝宝一点点长大，直到有一天被医生从容器中抱出交到父母的手里。

其实，真正的试管婴儿与这个场景相差甚远。试管婴儿是怎样来的呢？首先，医生要采集男方的精子和女方的卵子，然后，将精子和卵子在培养皿中混合，让他们完成受精过程。受精成功的受精卵会在培养皿中继续培养3～5天，等发育到8细胞期或胚泡期后再被医生重新移植回母亲的子宫（图10–1）。之后，胚胎就继续在母亲温暖的子宫内“吃

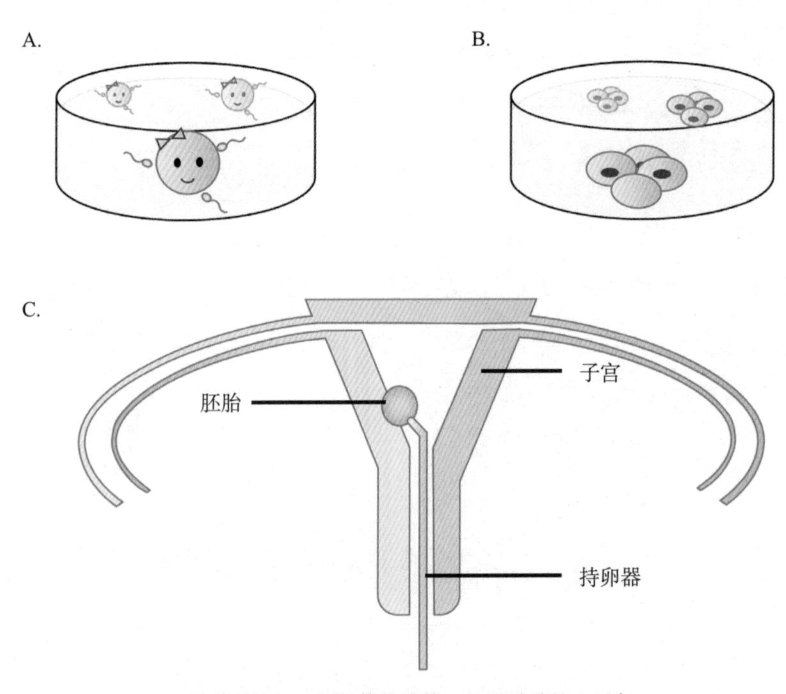

A. 体外受精　B. 胚胎体外培养　C. 胚胎移植入子宫

图10–1　体外受精—胚胎移植过程

吃睡睡”，直到足月分娩。从以上过程可以看出，试管婴儿的流程实际上包括两个环节，一个是体外受精，一个是胚胎移植。虽然被叫作试管婴儿，但实际上他们只是在受精和生命最开始的几天生活在培养皿（试管）当中，其他时间都与自然受孕的胎儿一样，需要母亲怀胎十月才能瓜熟蒂落。我们想象中的胚胎完全在体外孕育成熟，以现在的科技水平还远远达不到，只能让它继续停留在科幻电影的场景里。

那么为什么要将本来应该发生在女性体内的受精和胚胎早期发育过程放在培养皿（试管）中完成呢？正常情况下，精子进入女性生殖管道后，需要游经阴道、子宫，最终到输卵管壶腹部与卵子相遇才完成受精。如果女方的卵子不能冲破卵巢的重重封锁顺利进入约会场所——输卵管壶腹部，或者男方的精子数量太少、体力太弱，还没游到输卵管壶腹部就在路上阵亡了，又或者通往约会地点的道路不通——输卵管阻塞等，出现以上任何一种情况时，男方精子和女方卵子连面都见不着，怎么可能有爱情的结晶呢？所以体外受精就是在医生的帮助下，让“有情人终成眷属”的过程。

爱情的结晶——受精卵顺利产生了，它迅速进入细胞分裂阶段，这时候的新生命还太过娇弱，无法独自生存，需要母亲为它提供能够遮风避雨的居住场所——子宫。这位胚胎“小客人”对仅仅有地方住并不满意，它还对于居住环境提出了相当高的要求。如果住房的户型不够好（母亲子宫畸形）、床铺不够松软（子宫内膜功能层不够厚）、客房服务不到位（母亲激素或营养水平不足）等，“小客人”是不肯顺利入住的。即使“小客人”勉为其难地住下了，也可能会因为吃不好睡不好等原因而胎死宫内。既然“小客人”要求那么高，母亲也就对入住的“小客人”挑剔起来。对于那些健康的胚胎好吃好喝地供着，而对于有严重遗传问题的胚胎，要么“恕本宫概不接待”，要么“克扣粮草”让它胎死宫中。这也就是为什么试管婴儿技术问世 40 多年来，成功率仍然只能达到 30% ～ 40%。由于母子双方的严格挑选，很多做试管婴儿的夫妻，经历了胚胎反复着床失败、停育或胎儿畸形等痛苦。

符合试管婴儿治疗条件的夫妻其实只是患有不孕不育症夫妻中的一小部分。有些夫妻并不需要复杂的试管婴儿流程，仅通过相对简单但非常对症的辅助生殖技术，就可以怀孕。例如患有尿道下裂等外生殖器异常的患者，可以通过将男方的精子注入女方的宫腔或输卵管内，让精子、卵子在体内自行完成受精过程而怀孕。对于输卵管轻度粘连的患者，可以在输卵管通畅性检查的同时，单独或联合使用检查所需的造影剂和宫腔镜，帮助输卵管恢复通畅，创造妊娠所需的自然环境。对于不是由于精卵运输障碍导致的不孕不育患者，比如子宫本身有问题、内分泌调控有问题、患者有抗精子抗体或患有遗传疾病等，有些可以通过相应的治疗手段加以解决。但是对于大多数情况，目前还没有很好的解决办法，需要等待科技的进一步发展。

二、 你知道试管婴儿技术的发展历程吗

随着试管婴儿技术的成熟与发展，在原有试管婴儿技术的基础上，又衍生出了针对不同情况的试管婴儿技术，被简单地称为第一、二、三代试管婴儿技术。

第一代试管婴儿技术就是经典的体外受精—胚胎移植过程，主要针对女方因为各种因素导致的精卵运输障碍，如排卵障碍、输卵管不通、子宫内膜异位症等。世界上的第一例试管婴儿和我国大陆的第一例试管婴儿都是第一代试管婴儿技术的获益者，他们的母亲都因为输卵管不通而采用了试管婴儿技术。

第二代试管婴儿技术正式的名称是卵胞浆内单精子显微注射，也称为显微授精。这项技术主要适用于男性生精功能障碍，如严重的少、弱、畸形精子症及阻塞性无精子症等因素导致的不育。因为精子无法依靠自己的力量完成与卵子结合的过程，所以需要在显微镜下借助注射针将精子注入卵母细胞内以完成受精过程（图 10–2）。第二代试管婴儿技术可以说是真正意义上的“人工授精”了。然而，也正是由于人为地选择了一个精子注入到卵母细胞中去，精子并不是靠竞争打败无数“情敌”才抱得“美人”（卵子）归的，而是由医生包办强行完成了婚配，所以偶尔有些受精卵会因为来自精

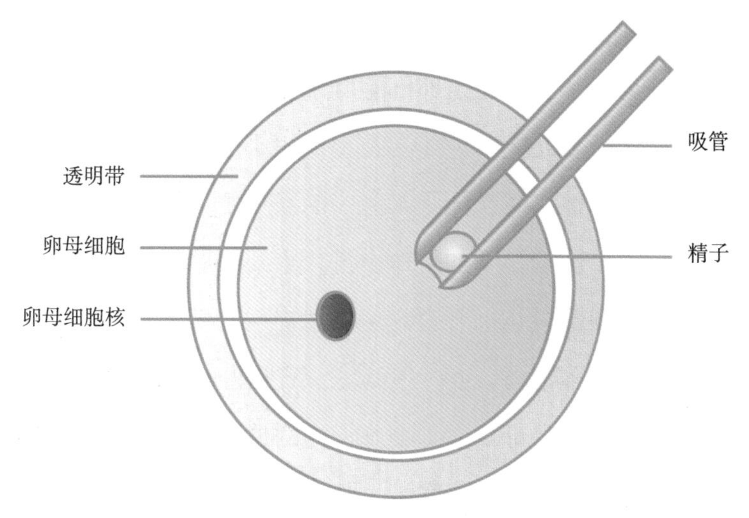

图 10–2　卵胞浆内单精子显微注射

子的遗传物质有问题而不能正常发育。

第三代试管婴儿技术叫作胚胎植入前遗传学诊断，是在经典的体外受精和胚胎移植两个环节之间增加了一步遗传学诊断，即在体外受精后，等胚胎发育到 8 细胞期时，取其中的一个细胞（图 10–3），或者等到胚胎发育到胚泡期，取少量滋养层细胞进行遗传学分析，检查胚胎是否携带致病基因或者是否有染色体问题，如果没有问题则移植入母亲子宫进一步发育。第三代试管婴儿技术主要适用于患有高遗传风险疾病的夫妻，避免了有进行性肌营养不良症、地中海贫血、亨廷顿舞蹈病、血友病等严重遗传疾病的胎儿出生。第三代试管婴儿技术真正做到了关口前移，把危机直接扼杀在摇篮里，为患有遗传疾病的夫妻提供了生育健康宝贝的机会，具有非

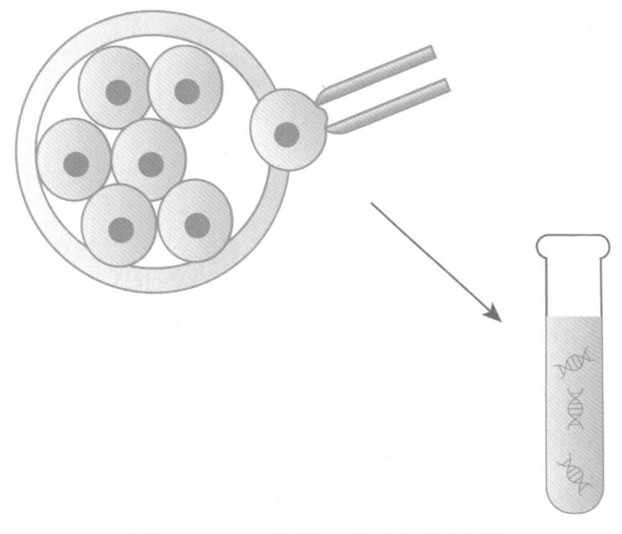

图 10–3　胚胎植入前遗传学诊断

常突出的优生学意义。世界上第一例第三代试管婴儿于 1990 年在英国出生。

随着技术进步，近年来又出现了卵细胞胞浆置换术（或称为卵细胞核移植术），有人把它称为第四代试管婴儿技术。这项技术适用于患有线粒体遗传病的女性或年龄偏大、卵子质量不好的女性。线粒体是细胞中的动力工厂，如果线粒体出现问题，轻则将问题遗传给下一代，影响孩子的生命质量，重则胚胎无法正常发育。针对这部分女性，将她们卵细胞的细胞核移植到由其他女性捐赠的健康的去核卵母细胞胞浆中，新组合形成的卵母细胞再与精子结合，完成受精过程（图 10–4）。因为受精卵中含有三个人的遗传物质，除了父母双方的细胞核内的遗传物质，还有捐赠卵子女性的线粒体内的遗传物质，所以从遗传学角度讲，胚胎具有三位父母，因此也被称为三亲试管婴儿。因为三亲试管婴儿涉及伦理问题，目前许多国家禁止第四代试管婴儿技术应用于临床。2015 年，英国成为首个立法生效允许培育具有两个基因母亲和一个基因父亲婴儿的国家。

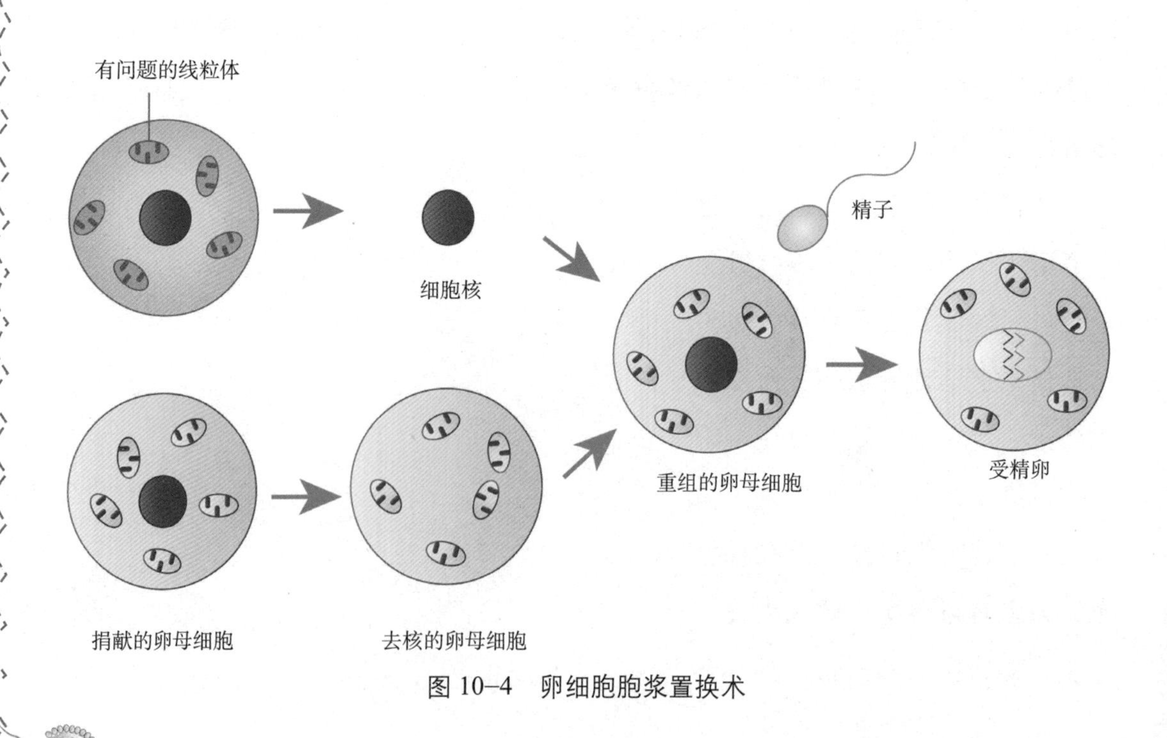

图 10–4　卵细胞胞浆置换术

2016年，世界上首个三亲试管婴儿在华人生殖医学专家张进博士的主持下诞生，婴儿的妈妈患有Leigh综合征，这是一种主要由线粒体缺陷造成的神经退行性疾病。这位母亲由于其线粒体的遗传问题，已经经历了4次流产，失去了2个患遗传病的孩子。在三亲试管婴儿技术的帮助下，她终于盼到了一个健康的宝宝。

从1978年第一例试管婴儿降生到现在，已经40多年过去了，全世界有五六百万人因为试管婴儿技术来到了人间，为许多不孕不育家庭送去了福音。但是无论是哪一代试管婴儿技术，只能适用于少数符合特定条件的不孕不育夫妻。人们对生殖奥秘的了解还远未到达尽头，需要继续不懈的努力，以帮助更多不孕不育的夫妻得到“爱情结晶”。

三、 谁是“试管婴儿之父”

2010年，诺贝尔生理学或医学奖颁发给了英国生理学家罗伯特·爱德华兹（Robert G. Edwards，1925—2013），以奖励他在体外受精领域做出的卓越贡献（图10–5）。体外受精是试管婴儿技术的关键环节，它开创了生殖医学领域的新纪元。由于这项技术的应用，从1978年7月第一例试管婴儿降生，到爱德华兹获奖的2010年，30多年间全世界有400多万试管婴儿降生，为无数曾遭受不育不孕症折磨的家庭带来了梦寐以求的幸福。因此爱德华兹也被誉为“试管婴儿之父”。

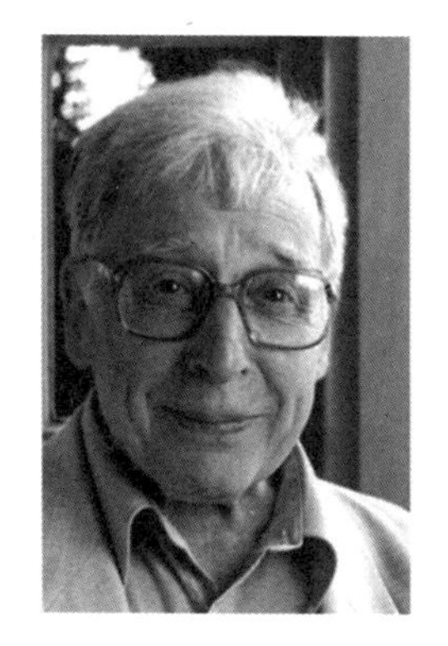

图10–5 罗伯特·爱德华兹

1955年，爱德华兹获得英国爱丁堡大学生物学博士学位，之后曾先后进入英国国立医学研究所、格拉斯哥大学和剑桥大学等机构工作，主要从事生殖生理学方面的研究。他很快意识到体外受精也许是解决不育问题的有效途径，从此开始了这方面的探索。

从 1960 年开始，爱德华兹通过大量动物试验，对哺乳动物卵母细胞的体外成熟与体外受精进行了系统而深入的研究。爱德华兹与人合作开发了一种通过激素注射达到控制小鼠排卵数量和时间的方法，大大提高了人工取卵的效率。爱德华兹还通过对大鼠、小鼠、猪、牛、羊等多种哺乳动物卵母细胞体外成熟时间与条件的摸索，掌握了体外促进卵母细胞成熟的方法。1959 年，美籍华人生物学家张民觉成功地完成了兔子体外受精试验，爱德华兹受到启发，顺利地完成了其他哺乳动物的体外受精试验。随着体外受精的一个个关键问题的突破，爱德华兹积累了大量的理论和实践经验，为后续人类卵子的体外受精工作奠定了坚实的基础。

1965 年，爱德华兹开始了人类卵子的体外受精研究。通过大量的研究工作，爱德华兹发现卵子的成熟需要 37 小时而不是一般认为的 12 小时。爱德华兹还解决了如何诱导女性排卵的问题，但如何获得在体内发育成熟的卵子，成为困扰爱德华兹的最大问题。

1967 年，爱德华兹找到了英国奥尔德姆地区综合医院的妇产科医生帕特里克 · 斯特普托（Patrick Steptoe，1913—1988），斯特普托是腹腔镜应用领域的先驱，擅长利用腹腔镜从卵巢中取得卵子，达到诊断或避孕的目的。爱德华兹与斯特普托两人从 1968 年开始正式合作，研究人类的体外受精，从此开启了双方长达 20 年的合作。

他们给妇女注射激素以诱导排卵，然后通过腹腔镜取出成熟的卵子，尝试使之受精。1969 年，他们在《自然》杂志上宣告了首次成功地完成了人类卵子体外受精的消息。之后他们又克服了早期胚胎体外培养的难题，1971 年他们获得了发育到胚泡阶段的胚胎，这是他们研究中的又一次重大突破。

1972 年，爱德华兹和斯特普托开始进行胚胎移植试验，在接下来的 3 年多时间内，他们经历了近百次尝试，但一直未能成功。最接近成功的一次是在 1975 年夏天，一例胚胎移植后成功怀孕，但随后发现植入发生在了输卵管而不是子宫，因此不得不在 11 周后终止妊娠。

正当斯特普托开始考虑他的退休问题时，事情出现了转机。1976 年，布朗夫妇找到了爱德华兹。他们夫妻已结婚 9 年，但一直膝下无子。经检查，男方一切正常，但女方患有严重的输卵管堵塞。夫妻俩听说爱德华兹在做这方面的尝试，所以希望能参与体外受精的试验。

1977 年 11 月，斯特普托成功地在女方排卵后的第二天，通过腹腔镜获得一枚卵子，并在体外成功地实施了人工受精。2 天后，发育到 8 细胞阶段的胚胎被成功地植入女方的子宫。这次非常幸运，胎儿在子宫中顺利地驻扎了下来，并安全地度过了 8 个多月。

就在预产期前的第 9 天，女方出现了毒血症，斯特普托决定通过剖宫产提前终止妊娠。1978 年 7 月 25 日，由斯特普托主刀，全球第一个试管婴儿路易丝·布朗（Louise Brown）以剖腹产的形式出生，体重约 2.6 千克。

1980 年，爱德华兹和斯特普托建立了世界上首个体外受精研究中心——伯恩霍尔诊所，上千个试管婴儿经他们的手来到这个世界上，其中包括 1982 年出生的布朗夫妻的第二个女儿纳塔莉·布朗（Natalie Brown）。

纳塔莉在 1999 年自然怀孕生下了一个女儿，创造了试管婴儿怀孕生子的纪录。2006 年 12 月，她的姐姐路易斯同样通过自然方式怀孕，并顺利生下儿子。这些试管婴儿二代宝宝的出生，打消了人们对于试管婴儿生殖健康的疑虑。

2010 年，爱德华兹因为所做的杰出贡献获得了诺贝尔生理学或医学奖。令人遗憾的是斯特普托已于 1988 年去世，没能等到体外受精技术获得诺贝尔奖的这一天。

四、 谁是我国大陆第一例试管婴儿的缔造者

在世界上第一例试管婴儿出生十年后，我国大陆的第一例试管婴儿于 1988 年

小贴士

刘斌教授1962年毕业于北京医学院（现北京大学医学部），之后留校任教，1978年他作为改革开放后第一批公派留学生，赴比利时自由大学深造，进入了当时欧洲最负盛名的胚胎学研究中心学习。两年的留学生涯让他系统地掌握了动物胚胎体外受精和体外培养技术，为回国后开展人体胚胎学研究奠定了坚实的基础。留学回国后，刘斌教授继续在北京医科大学（现北京大学医学部）组织胚胎学教研室从事胚胎学的教学与研究工作。

张丽珠教授1944年毕业于上海的圣约翰大学，获医学博士学位。1946年，张丽珠赴美留学，先后在哥伦比亚大学和约翰斯·霍普金斯大学学习进修，从事妇科病理、内分泌和癌瘤早期诊断等方面的研究。1950年，张丽珠受聘赴英国从事妇产科肿瘤的研究工作。1951年抗美援朝战争爆发，张丽珠克服种种困难回到祖国。回国后她先后在圣约翰大学医学院、北京医学院附属医院（现北京大学第一医院）、北京大学第三医院从事妇产科方面的工作。

3月10日在北京大学第三医院诞生。主持这项工作的是北京大学基础医学院的胚胎学家刘斌教授和北京大学第三医院妇产科专家张丽珠教授。

随着世界第一例试管婴儿在英国降生后，美国、澳大利亚和欧洲多个国家陆续报道有试管婴儿降生。我国作为人口大国，计划生育是当时的工作重点，对于是否在国内开展试管婴儿研究的争论很大。张丽珠作为妇产科专家，经常会面对不孕不育的患者，她深刻地感受到了患者的压力与痛苦。她认为不孕不育症患者是一个不容忽视的群体，帮助恢复患者被疾病剥夺的生育权利，实现他们做父母的愿望是非常必要的。所以 1984 年，时任北京大学第三医院妇科主任的张丽珠作为发起人之一，联合了湖南医科大学（现中南大学湘雅医学院）、北京协和医院共同向卫生部（现卫生健康委员会）提出“优生——早期胚胎的保护、保存和发育”的项目申请。该项目获得了国家自然科学基金的资助，同时被列入了国家“七五”攻关项目。

1985 年 4 月和 1986 年 11 月，我国台湾和香港的第一例试管婴儿先后出生，但他们都是在外国专家及其携带的全套技术设备的支持下诞生的。当时外国专家也携带着设备分别在北京和广州做了数十例试管婴儿的手术，但全部都以失败告终。张丽珠经过分析，认为失败的原因可能是腹腔镜手术取卵技术在国内“水土不服”。中国内地的输卵管阻塞约 30% 是由结核病引起的，因此患者盆腔内会有重度粘连。在这种情况下，用腹腔镜根本看不到卵巢表面，也看不到卵泡所在，所以无法顺利地用腹腔镜拾取卵母细胞。据此，张丽珠大胆地采用开腹探查的方式，凭借过硬的技术成功地获取了卵子。

下一步就是体外受精和胚胎体外培养。刘斌和他的科研小组克服了设备不全、条件简陋、资料缺乏等许多困难，经过无数次试验，终于在 1985 年 10 月获得了成功，这标志着我国试管婴儿的研究工作迈出了关键的一步。1986 年时，体外受精和胚胎体外培养的成功率已经达到 85% 以上。

但接下来的胚胎移植步骤却一直停滞不前，胚胎植入母亲子宫后，无法发育成活。为了尽快走出困境，卫生部派张丽珠和刘斌赴美国相关的试管婴儿中心考察学习，张丽珠主要学习采集卵子及胚胎移植技术，刘斌主要学习实验室胚胎培养技术。回国后他们又引进了部分实验设备、改进了技术、改良了配方并配制出我国自己的人类早期胚胎体外培养液。在一系列努力下，研究工作终于露出了曙光。

1987 年，36 岁的郑桂珍从甘肃来到北京，她结婚十几年一直无法生育，曾辗转全国各大医院求医无果。看到电视节目介绍北京大学第三医院正在开展试管婴儿研究，她抱着一线希望来到北京找到张丽珠。经过检查，张丽珠发现郑桂珍的双侧输卵管堵塞，且患有结核性盆腔炎。张丽珠一方面为她治疗盆腔疾病，一方面着手试管婴儿的探索。

1987 年 6 月，张丽珠为郑桂珍做了开腹手术，成功取到了几枚卵子，之后的体外受精也非常成功。大家决定在几天后一个恰当的时间窗口，将发育良好的胚胎植入郑桂珍的子宫。因为手术当天刘斌要去开一个重要的会议，就把工作安排给助手来完成。谁知一切准备工作做好之后，助手却只能在显微镜下找到4枚待植入胚胎中的2枚，另外 2 枚在培养皿中怎么都找不到了。如果只植入 2 枚胚胎，以当时的条件来说，成功的概率会大大减少。刘斌在得知这一情况后，火速从会场赶到移植现场，凭借多年的经验和娴熟的技术，很快找到了贴在培养皿壁上的 2 枚胚胎。刘斌将吸有 4 枚胚胎的吸管交给了张丽珠，张丽珠亲手将这 4 枚胚胎植入了郑桂珍体内。7 周以后的 B 超显示，郑桂珍子宫内有一个胚胎生长良好。

1988 年 3 月 10 日，郑桂珍的女儿——我国第一例试管婴儿通过剖宫产顺利地来到了这个世界上，她身长 52 厘米，体重 3.9 千克，非常健康。为了纪念我国的试管婴儿技术取得成功，也为了感谢张丽珠教授，郑桂珍为这个得来不易的小生命取名郑萌珠。

郑萌珠长大以后，一直与北京大学第三医院的各位大夫有着密切的联系。她大学毕业后选择来到北京大学第三医院，成为生殖医学中心的工作人员，负责病案管理工作。她希望能尽自己的努力，帮助更多不孕不育的夫妻。2019 年 4 月，郑萌珠通过自然受孕，在北京大学第三医院生下了一个健康的宝宝。试管婴儿二代宝宝的出生，也证实了我国人工辅助生殖技术的安全性。遗憾的是，张丽珠教授已于 2016 年离开了这个世界，没能亲眼看到这个孩子的降生。

五、 卢光琇为什么被称为中国的“试管婴儿之母”

前文我们提到过北京大学第三医院的张丽珠教授联合了北京协和医院和湖南医科大学（现中南大学湘雅医学院）共同组成了试管婴儿研究的攻关小组，而当时湖南医科大学负责试管婴儿研究项目的就是卢光琇。

卢光琇是我国医学遗传学奠基人卢惠霖教授的女儿，她 1963 年从湖南医学院毕业后成为了一名外科医生。1978 年世界首例试管婴儿降生的消息传到国内，年近 40 的她，为了帮助年事已高的父亲达成国人优生梦，毅然转行进入生殖遗传学领域，开始了试管婴儿的探索。

1980 年，卢光琇创建了我国第一个试管婴儿实验室。1981 年，她又领导创建了中国大陆首个人类冷冻精子库。1983 年，她利用冷冻精子进行人工授精并取得了成功。

经过多年攻关，在卢光琇的主持下，我国的第三例和第四例试管婴儿分别于 1988 年 6 月 5 日和 6 月 7 日在湖南呱呱坠地，比第一例试管婴儿仅仅晚了 3 个月。而且，第四例试管婴儿还是我国首例供胚移植试管婴儿，他是用另一对做试管婴儿的夫妻捐赠的胚胎，成功地怀孕后分娩的。

此后，卢光琇还多次刷新生殖遗传领域的记录。1990 年，她建立了人类胚胎冷冻技术及冷冻胚胎库，解决了多余胚胎的保存问题。1991 年，她建立了畸形精子分离术，诞生了世界首例畸形精子分离术后的正常婴儿。1997 年，她发明了超长降调节促排卵方案，使高龄、子宫内膜异位、多囊卵巢等难治性不孕症的临床妊娠率大幅提高，该方案在国内被广泛推广。2000 年，在她的指导下，我国首例超快速冻胚移植试管婴儿诞生。由于卢光琇在生殖医学领域的出色贡献，她也被誉为“中国试管婴儿之母”。

我国第四例试管婴儿罗优群，在医学院毕业后回到了卢光琇身边，成为了一名中信湘雅生殖与遗传专科医院的医生，从事人工辅助生殖方面的研究。2016年4月20日，罗优群与妻子通过自然怀孕的方式，在中南大学湘雅三医院产下一名健康的女婴。罗优群是我国试管婴儿中自然怀孕生育的第一人，我国试管婴儿的生殖安全得到了验证。

在张丽珠、刘斌、卢光琇等无数生殖医学领域专家的不懈努力下，我国人工辅助生殖技术不断取得新的突破。1995年，我国首例冻融胚胎试管婴儿降生。1996年，国内首例卵胞浆内精子注射试管婴儿在广州中山大学附属第一医院诞生。2000年，国内首例运用植入前遗传诊断技术的试管婴儿在广州中山医科大学（现中山大学中山医学院）诞生。截至2019年12月31日，全国获准开展辅助生殖技术的医疗机构有517家，中国辅助生殖技术临床妊娠率约为40%，活婴分娩率达到30%～35%。每年利用辅助生殖技术出生的孩子已经占到出生人口的1%～2%，数量超过30万人。